JN209067

ウィメンズヘルスケア・サポートブック

W

根拠に基づく
冷え症ケア

中村幸代

【著】

日本看護協会出版会

〈ウィメンズヘルスケア・サポートブック〉
女性の**生涯にわたる健康の維持・促進**を見据えたケアを提案します。

はじめに
preface

　冷え症に悩む人は多く，特に，日本人女性の約7割が冷え症であるといわれています。今や冷え症は，日本を代表する症状の一つといえるでしょう。

　東洋医学の病理概念の中に，「未病（みびょう）」という言葉があります。「病気というほどではないけれども，病気に向かいつつある状態」のことです。冷え症はまさに未病の状態であり，また，「冷えは万病のもと」ともいいうるほど，多くの病気のリスク因子です。特に，妊産婦の健康に悪影響を及ぼしていることは，「経験知」としては広く認識されているところです。しかし，科学的根拠（エビデンス）の乏しさゆえ，臨床現場でも軽視されがちで，具体的な対応がとられないことが多い，というのが現状です。

　筆者と「冷え症」との，研究者としての出会いについて紹介したいと思います。

　実は筆者自身も，臨床で助産師をしていたときには，冷え症に注目したことはありませんでした。しかしその後，大学院に進学し，博士前期課程において，質的研究手法である参加観察の演習目的で，助産所に2週間，宿泊研修に行きました。助産所では，冷え症であることによる問題点──冷え症が，早産，微弱陣痛，前期破水などを発症する誘因であること──を妊婦さんに説明し，冷え症に対する手厚いケアや，改善のためのアドバイスを念入りに行っていました。

　筆者は，「冷えていると，本当に異常分娩が起こりやすいのか？」「その関係性は？」など，多くの疑問を抱き，研修終了後，大学で調べました。しかし，冷え症に関する研究論文は少なく，特に，お産との関係についてのものは皆無でした。

　こんなに臨床の現場で問題視されているのに，研究論文がないなんて……こんな分野がほかにあるだろうか，と驚いたことを覚えています。

　これが，筆者と冷え症との出会いです。

　以来ずっと，冷え症の研究を積み重ねています。助産師の「実践知」と「科学の知」（エビデンス）との統合を目指して，冷え症の研究を進

め，女性のケアに携わっている医療者の皆様に科学の知を伝えたいと願い続けてきました。

　しかし，いくら冷え症の健康への影響やケアの重要性を訴えたいと願っていても，研究論文という形で発信した場合，読者が限定されてしまい，実際に女性のケアに当たっている方々，さらには，ケアの必要な女性たちにはなかなか届けられないことを，もどかしく思っていました。

　そこで企画したのが，本書です。

　妊産婦の健康と冷え症との関連を中心に，科学的根拠に基づき，図表やイラストも多数使用し，わかりやすく説明しました。

　大きく分けて，次の2つのパートから構成されています。

　まず，基礎編「『冷え』を科学する」では，冷え症の仕組みを科学的に解説していきます。

　冷え症に関する基礎知識と，女性の健康への影響を，先行研究や筆者自身の研究成果をもとに示します。冷え症に対する認識を深めることができるでしょう。

　応用編「『冷え』をケアする」では，「基礎編」を踏まえ，冷え症ケアの具体的な方法を紹介していきます。

　冷え症改善が期待されるセルフケアについて，根拠を理解した上で実践に役立てることができるでしょう。

　多くの方に手に取って読んでいただきたい，自信をもっておすすめできる1冊です。科学的根拠に基づく冷え症ケア実践の一助になれば，とても嬉しいです。

　　2019年2月

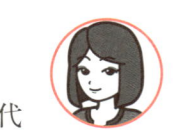

　　　　中 村 幸 代

目　次
contents

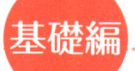 基礎編

「冷え」を科学する

冷え症に関する基礎知識と，特に周産期女性の健康に及ぼす影響について，先行研究や著者自身の研究成果をもとに解説。冷え症をケアすることの必要性，女性のケアに当たる立場の人が冷え症に関する知識を身につけることの重要性を示す。

応用編　「冷え」をケアする

［基礎編］を踏まえ，健康指導やアドバイス時に有用な具体的方法，ポイント，禁忌・注意事項を，その科学的根拠（エビデンス）とともに示す。

「冷え」を科学する

第1章 ‥‥‥「冷え」とは

1.1 冷え症の現状

日本では，古くから感覚的に，「冷え」は妊婦にとってよくないこととしてとらえられてきました。

たとえば，安定期に入った妊娠5か月ごろの「戌の日」に，安産祈願の儀式として妊婦が腹帯を着用する習わしがありますが，これは日本独自のものであり，外国には存在しません。

『古事記』（712年）によると，戦地に赴く際に身重であった神功皇后が，石を帯の中に巻きつけて出かけ，帰還後，無事に出産したとされており，それにあやかったという説が有力です。古代から着用されていたことがうかがわれますが，儀式的な理由のほかに，大きくなった腹部（胎児）を支えることや，保温の目的で着用する風習もありました。昔の妊婦のどのくらいが冷え症であったのかということも，大変興味深いところでありますが，現代の妊婦に関していえば，筆者の研究結果でも，**約6割の妊婦が冷え症**であるという結果が出ており，高い割合で存在することが推測できます[1]。

しかしその一方で，冷え症自体に対する認識が希薄であるという現状もあります（冷え症，また，そのケアの現状に関しては，第6章で詳細に説明します）。

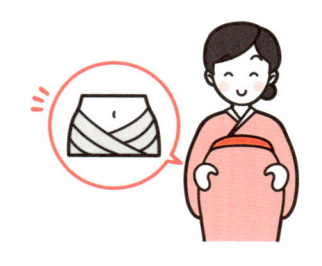

冷え症のメカニズム

1.2.1 西洋医学的視点における冷え症

　冷え症のメカニズムについて知る前に，まずは，体温調整のメカニズムについて確認しておきましょう。というのも，「冷え」は，体温調整と密接な関係があるからです。

1）体温調整の仕組み

　ヒトには，**中枢温**（core temperature）を常に一定に保とうとする機能があります。

　中枢温とは，恒温動物の生体内部の組織の温度を指し，循環調節，あるいは，生体外層部の温度には影響を及ぼす熱放散によっても変化をしないものとされています。

　特に，生命活動を維持する上で大きな働きをしている酵素に，消化酵素，代謝酵素，食物酵素があります。消化酵素は食べたものの消化に，代謝酵素は生命活動にそれぞれ使用される酵素，食物酵素は食物に含まれる酵素です。そして，これらの酵素の働きは，37℃で最も高まるとされています。

　そのため，大動脈血温，直腸温，視床下部温などの躯幹部の深部体温は，平均 36.5～37℃を保つように調節されています（**図 1-1**）。

　たとえば，暑いときには四肢末端や皮膚表面近くにある毛細血管を拡張させて末端の血流をよくすることで，熱放出を高めます。さらに，発汗により体表面の熱エネルギーを奪って気化すること（気化熱）で，体温を下げます。

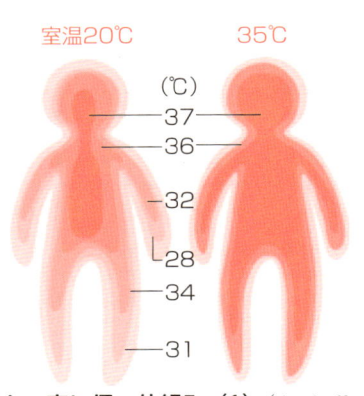

　室温20℃　　　35℃

（℃）
- 37 -
- 36 -
- 32
- 28
- 34
- 31

図 1-1　中枢温を一定に保つ仕組み（1）（Aschoff, *et al.*, 1958 より）
室温が低いと，体の中心部の温度を保つために手足が冷える。

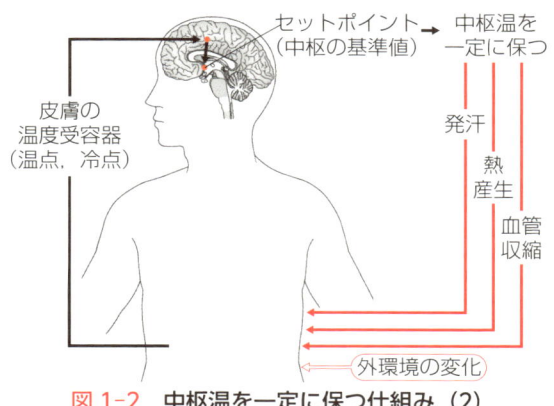

図 1-2　中枢温を一定に保つ仕組み（2）

　一方，寒いときには，四肢末端や皮膚表面などの毛細血管を収縮させて熱の拡散を防ぎ，大動脈血温，直腸温，視床下部温などの軀幹部の血流量を高めて体温を維持しようとします。

　このような体温の調整は，脳の視床下部で行われています。つまり，**脳の視床下部の働きが冷え症に大きく影響している**ことがわかります（図 1-2）。

2）冷え症のメカニズム

　冷え症の原因には，大きく分けて次の2つがあります。

① 自律神経の機能の乱れ

　上記で説明したように，体温の調整は，脳の視床下部で行われていますが，その視床下部は，自律神経の働きもコントロールしています。

　自律神経は，体温調整をはじめとする循環，呼吸，発汗，内分泌機能，生殖器などの不随意な器官の機能を促進または抑制し，調節しています。交感神経系と副交感神経系の2つの神経系で構成されており，これらは，体の内外の状況や部位に応じてアクセルとブレーキのような役目をしています。たとえば，血管に交感神経が働くと，血管は収縮しますが，副交感神経が働くと，拡張します。このように，協調しながら多くの器官をきめ細かく調節しています（図 1-3）。

　しかし，さまざまな原因でこの自律神経の機能が低下したことによって，**交感神経が優位**に働くと，血管は収縮状態のままになってしまい，全身に巡る血液量は減少します。そのため，恒常性を維持するために，大動脈血温，直腸温，視床下部温などの軀幹部の血流量を高めて体温を維持しようとします。その結果，四肢末梢部の血管は収縮し，冷え症になるのです。

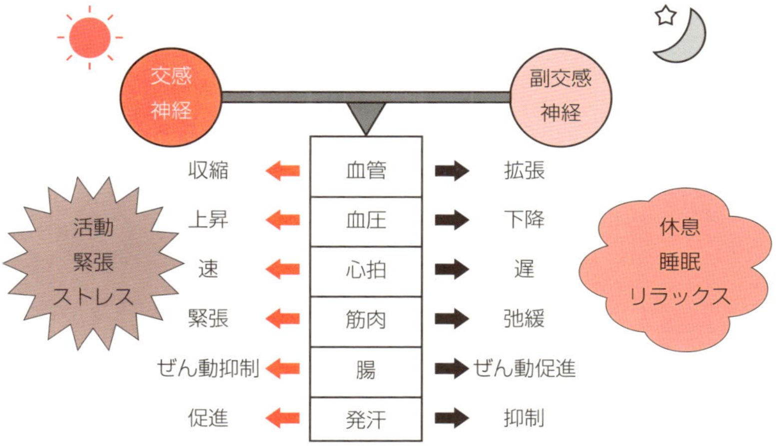

図 1-3　交感神経と副交感神経

交感神経		副交感神経
収縮 ⬅	血管	➡ 拡張
上昇 ⬅	血圧	➡ 下降
速 ⬅	心拍	➡ 遅
緊張 ⬅	筋肉	➡ 弛緩
ぜん動抑制 ⬅	腸	➡ ぜん動促進
促進 ⬅	発汗	➡ 抑制

活動・緊張・ストレス

休息・睡眠・リラックス

　つまり，**冷え症は四肢の循環不全であり，自律神経の活動の異常で交感神経系が優位になった状態**であり，したがって，体内で熱を産生し，循環させることで，冷え症を予防することが可能といえます。

② 筋肉量の減少

　では，ヒトの熱産生のメカニズムはどのようになっているのでしょか。主に次の3つをあげることができます。

　1つ目は，食べたものが胃腸での消化・吸収の後，肝臓でエネルギーへと変換されることです。

　2つ目は，骨格筋が収縮するときに発生するエネルギーが熱となることです。

　そして3つ目は，褐色脂肪細胞が脂肪を分解し，熱を産生することです。

　すなわち，**筋肉量の多寡が冷え症に直結**するのです。

3) なぜ，冷え症は女性に多いのか

　体温調整の場所が，脳の**視床下部**であることを述べました。この視床下部は，自律神経のほかに内分泌系を調節している「**内分泌中枢**」でもあります。特に，プロゲステロンやエストロゲンなどの女性ホルモンの多くが視床下部で調節されています。そのため，**ホルモンのバランス**が崩れやすい思春期，妊娠期・産褥期，更年期などは，自律神経の機能も不安定になるため，調節が乱れ，冷え症になりやすいのです。さらに，先ほど述べたことと合わせ，女性は男性や子どもと比較すると筋肉量が少ないことも，その原因の一つだと思われます。

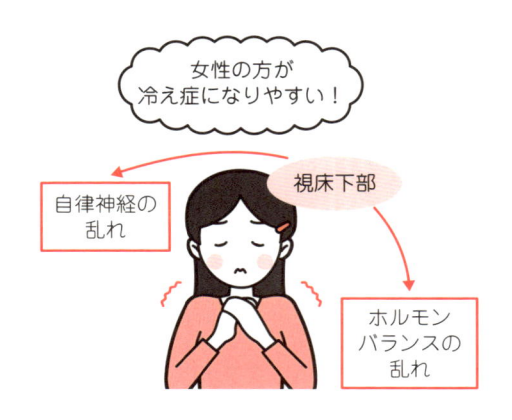

しかし昨今では，男性や子どもの冷え症も多くなってきているようです。その原因としては，ストレスや食事内容，不規則な生活などが考えられます。

つまり，**冷え症も生活習慣病の一つといえるかもしれません。**

1.2.2　東洋医学的視点における冷え症

東洋医学においては，「冷えは万病のもと」として，古くから重要な病態であり，あらゆる病気の原因は，自律神経失調からくる体の「冷え」にあると考えられてきました。

また，東洋医学には，「気・血・水」という概念があります。これらは生命活動の基本となるものとされています（図1-4）。

「気」は，生命のエネルギーのこと。元気，気力などの「気」です。

「血」は，主に血液のことを指します。全身を巡って栄養を運びます。

「水」は，血液以外の体液のことで，水分の代謝や免疫系などに関わっています。

冷え症は，生命力である「気」と，これを担って全身を巡る「血」の循環異常，あるいは質の異常によるものとしてとらえられ，重要視されてきました。さらに，冷えを発症の要素から分類すると，① 気虚・陽虚型，② 気滞型，③ 瘀血型，④ 水滞型に分けることができます[2]。

① 気虚・陽虚型

東洋医学では，生命の根源的要素に「気」を求めています。「気」は先述のように生命力そのものであり，目に見えないものですが，「気」の量が低下した状態を気虚，特に量的消耗が著しい場合を陽虚といいます。

また，冷え症の原因として最初にあげられるのは，陽気不足です。「陰」

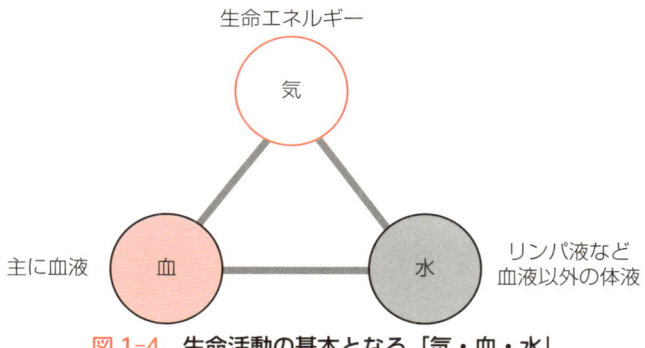

生命エネルギー

気

主に血液 血 水 リンパ液など
血液以外の体液

図 1-4　生命活動の基本となる「気・血・水」

「陽」のうち陽の気が虚する（不足する）と，外寒が侵入しやすくなり，内寒も生じやすくなるため，冷えを強く感じるようになります。陽虚の前段階である陽気不足の状態でも，温煦機能（体を温める働き）が減退するため，冷え症が現れることが少なくありません。

　気虚・陽虚を伴う冷え症の特徴は，全身倦怠感，易疲労，息切れ，めまいを伴う点であり，生命力の衰えが示唆されます。

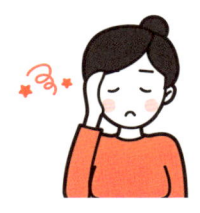

② 気滞型

　「気」の量が十分であっても，体のエネルギーの循環が滞っていれば，効果を発揮することができません。このような状態を「気滞」といいます。

　気滞を伴う冷え症に関連する症状には，不眠，不安，イライラなどがあります。

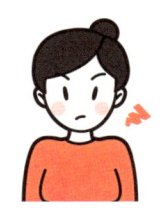

③ 瘀血型

　東洋医学における「血」の概念の示す範囲は広く，各種のホルモン，ビタミン，蛋白質の代謝などもこれに含まれます。「瘀血」とは，血の流れに障害をきたした状態で，冷え症の 60％はこれが基盤となっていると考えられています。

　冷え症に関連する主な症状としては，顔色が悪い，しもやけ，口唇や歯肉の色が悪いことなどがあげられます。

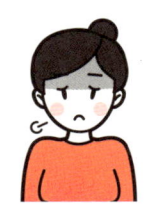

④ 水滞型

　気の働きを担って生体の恒常性を保ち，外的侵襲から生体を保護する

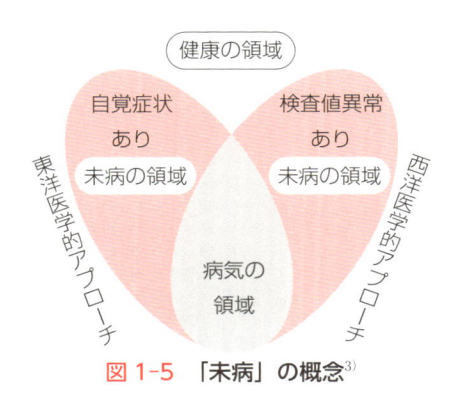

図1-5 「未病」の概念[3]

液体のことを津液（しんえき）といいますが，水滞型は，その津液が体の一部に偏在した病態をいいます。

　冷え症に関連する水滞型の主な特徴としては，浮腫や下半身の冷えなどがあげられます。

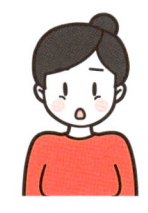

　さらに，昨今注目されている言葉に「未病（みびょう）」というものがあります。これは，およそ2,000年前に編纂され，現存する中国最古の医学書とされる『黄帝内経（こうていだいけい）』において，初めて登場した言葉とされています。

　日本未病システム学会[3]によると，半健康で，病気に進行しつつある状態を示し，「自覚症状はないが検査では異常がある状態」と「自覚症状はあるが検査では異常がない状態」を合わせて「未病」としています（図1-5）。そして，冷え症もまた，東洋医学では「未病」とも呼ばれ，病気の手前の状態，さらには，万病のもととも考えられています。

1.3　冷え症の定義と概念分析

　冷え症の定義はさまざまです。

　たとえば，『南山堂医学大辞典』[4]には，「身体の他の部位が全く冷たさを感じないような室温において，身体の特定の部位のみが特に冷たさを感じる場合」とあります。

　定方ら[5]は，寒冷に対して四肢末端部や軀幹部なども冷えを自覚し，随伴症状および苦痛を感じる状態と定義しています。

　また，高取[6]は，腹部と足底部の表面温の温度較差が6℃以上あれば冷え性（ママ）と診断するとしています。

　山田ら[7]は，その研究結果から，冷え症群と非冷え症群を識別するには，冷え症関連愁訴と冷水負荷後の回復率が重要な指標であると報告し

ています。

　このように，冷え症の定義は定まっていません。

　しかし，そもそも「定義」とは何でしょうか。

　『広辞苑』(第 7 版)によると，定義（definition）とは，「概念の内容を明確に限定すること。すなわち，ある概念の内包を構成する本質的属性を明らかにし他の概念から区別すること。その概念の属する最も近い類を挙げ，さらに種差を挙げて，同類の他の概念から区別して命題化すること」とされています。確かに，主立った周産期分野の用語事典などをみても，骨盤位は「胎児の縦軸と子宮の横軸とが一致する縦位のうち，胎児の骨盤が下降するもの」，産褥熱は「分娩後 24 時間以内で産褥 10 日以内に，2 日以上に連続して 38℃以上の発熱をきたした状態」というように，通常，定義とは 1 つであり，いくつも存在しないものです。

　では，なぜ冷え症の定義は，このようにさまざまなのでしょうか。

　その理由の一つとしては，1.1 節でも述べたように，冷え症に対する認識自体が，古来の慣例によるもの，あるいは，感覚的なものであるという側面が大きく，科学的根拠（エビデンス）に基づいた概念が希薄であることが考えられます。

　そこで，筆者は，冷え症の概念分析を実施し，その定義づけを試みました[8]。以下，その研究プロセスに沿って述べていきます。

1.3.1 研究方法

　概念分析の方法には，Rodgers[9]の概念分析のアプローチ法を用いました。

1) サンプルの選定

　まず，文献検索をするに当たり，サンプルの選定の基準を表 1-1 のように設定しました。

2) 文献検索およびデータ分析

　データとなる文献の収集に使用したものは，表 1-2 のとおりです。

　文献検索では，領域間の相違や歴史的変化についても吟味するために，特に制約を設けず，広範囲に検索しました。検索された文献は，すべて一つ一つ，タイトルや要約を確認し，その適性を判断しました。そのうち，重複している文献，内容が冷え症と無関係なもの，会議録，日本語と英語以外の文献は対象外としました。

表1-1 文献検索に当たってのサンプル選定の基準

出版年	初版～2008/09/12（当時の現時点）
論文領域	医学，看護学，生理学，家政学
言語	英語文献，日本語文献 ※中国語文献がいくつかみられたが，対象から除外した。
検索用語	西洋では「冷え」に関する概念が存在しないため，幅広く検索した。 検索用語は，"chilliness" "chilly" "hiesho" "poor circulation" "sensitivity to cold" とし， 日本語では，「冷え」の文献は多数存在するため，「冷え症（性）」のみを検索用語とした。

表1-2 文献収集に使用したデータソース

英語	CINAHL，MEDLINE，Web of Science
日本語	医中誌，J-stage

表1-3 分析の対象とした文献

英語	8論文	sensitivity to cold：4論文，chilliness：2論文，hiesho：2論文
日本語	36論文	西洋医学23論文，東洋医学7論文，西洋＆東洋医学6論文

　その結果，適切な内容であったのは，**表1-3** のとおりでした。

　以上の結果から，計44文献全部を対象に概念分析を行いました。

　データの分析は，文献の内容を把握しながら，文献ごとに，概念を構成する特性である属性，その概念に先立って生じる先行要件，その概念に後続して生じた帰結，それぞれに関する記述と，代用語，関連する概念について分析しました。そして，最終的な結果を踏まえて，概念図の作成（**図1-6**）と本概念の定義を案出しました。

1.3.2 結　　果

　本概念分析で得られた属性，先行要件，帰結は下記のとおりです。

　「属性」とは，概念の性質や特徴であり，「先行要件」とは，概念に先立って生じる出来事や例であり，「帰結」とは，概念が発生した結果として生じる出来事や事件です。

1）属　性

　「冷え症」の属性としては，下記の3つが導き出されました。

①「冷えている」という自覚があること

　冷えているという自覚がある者を「冷え症」としている論文は全部で

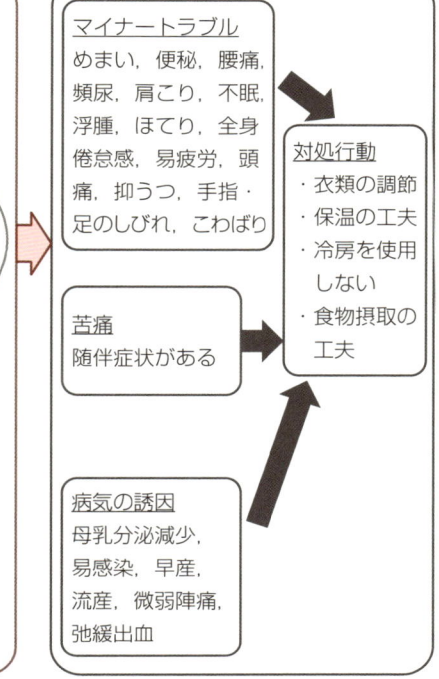

先行要件　　　　　　　　　属性　　　　　　　　　　帰結

生体的要因（内的因子）

自律神経の失調
末梢循環障害，交感神経
の緊張，内分泌機能不全
（更年期，20代女性，分
娩直後，月経直後，妊娠
初期，やせ型，不妊症，
遺伝的要因）
陰陽のバランスの崩れ
気虚，気鬱，気逆，瘀血，
血虚，水毒

環境的要因（外的要因）

生活環境の乱れ
生活リズムの乱れ，薄着，
飲食の失調，冷房の使用，
過労，ストレス
気温の低下
季節：冬，外気温の低下

温度較差
が大きい

寒冷刺激
暴露後の
皮膚温の
回復が遅い

「冷えている」
という自覚

マイナートラブル
めまい，便秘，腰痛，
頻尿，肩こり，不眠，
浮腫，ほてり，全身
倦怠感，易疲労，頭
痛，抑うつ，手指・
足のしびれ，こわばり

苦痛
随伴症状がある

病気の誘因
母乳分泌減少，
易感染，早産，
流産，微弱陣痛，
弛緩出血

対処行動
・衣類の調節
・保温の工夫
・冷房を使用
　しない
・食物摂取の
　工夫

図 1-6　「冷え症」の概念図

7論文であり，冷えの自覚を「冷え症」と定義し，調査研究を行っている論文が大多数を占めていました。

② 温度較差が大きいこと

「温度較差が大きい」には，14論文が該当しました。腋窩と中指の温度較差が大きい[10]，四肢の冷えがある[10-15]，腹部と足部の温度較差が6℃以上ある[6]，軀幹部と末梢部の温度較差[16-20]，末梢部皮膚温の低下[21]，末梢部深部温の低下[20]などがこれに該当しました。いずれも，人間の中枢温である，軀幹部と末梢部の温度の差を示していました。

③ 寒冷刺激暴露後の皮膚温の回復が遅いこと

「寒冷刺激暴露後の皮膚温の回復が遅い」では，6文献抽出されました[5,7,10,22-24]。どの論文も，実験や調査研究であり，比較の対象は，「冷え症である」「冷え症でない」であり，この冷えを，何をもって判断しているかというと，「冷えの自覚」が大多数でした[5,7,10,13,22]。

2）先行要件

「冷え症」の先行要件としては，生体的要因（内的因子）と環境的要因

（外的因子）の2つが導き出されました。

　さらに，生体的要因（内的因子）では，「自律神経の失調」と「陰陽の
バランスの崩れ」が，環境的要因（外的因子）では，「生活環境の乱れ」
と「気温の低下」が導き出されました。

3) 帰　結

　「冷え症」の帰結（結果としてもたらすもの，引き起こすもの）として
は，「マイナートラブル」「苦痛」「対処行動」「病気の誘因」の4つが導
き出されました。

4) 代用語

　代用語として，4つの論文から「冷え性」が抽出されました[5,25-27]。冷
え性とは，冷えやすい体質であり，病気ではないため治療を必要としな
いもの，特徴であったり，性分であったりするもの，と述べられていま
した。しかし，論文によっては，「冷え症」と「冷え性」をこだわりなく
使用しているものもみられました。また，一般的にもその区別は周知さ
れていないことが判明しました。

1.3.3 「冷え症」の概念の定義

　以上，Rodgers[9]が提唱する概念分析の方法を用いて，「冷え症」の概
念分析を行いました。そしてその結果をもとに「冷え症」を，次のよう
に定義しました。

> 中枢温（軀幹部温）と末梢部温に温度較差がみられ，暖かい環境下
> でも末梢部温の回復が遅い病態であり，多くの場合，冷えの自覚を
> 有している状態。

1.4　冷え性か冷え症か

　お気づきのように，ここまで，本書では「冷え症」と記載してきまし
たが，「ひえしょう」には2種類の書き方があります。「冷え性」と「冷
え症」です。雑誌やインターネットでも，「冷え性」という表記を多く目
にするのではないでしょうか。

　「冷え性」とは，書いて字のごとく，**冷えている状態**，**性分**，**体質**のこ

とです。一方，「冷え症」とは，体質だけの問題に定まらず，**病気につながる症状の一つ**であると筆者は考えています。この後でも述べますが，冷え症は見逃してはならない重要な症状です。そのため筆者はいつも，「ひえしょう」を「冷え症」と表記しています。

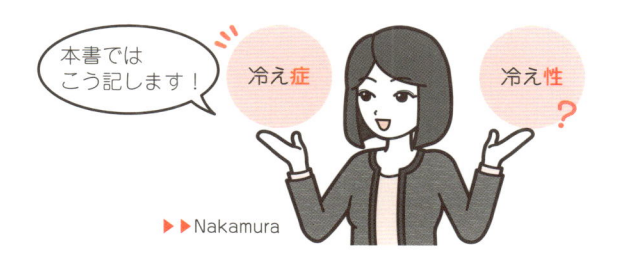

「低体温」との違い

よく，「冷え症」が「低体温」と同じ言葉として使用されていることがあります。必ずしも間違いではないのですが，厳密には異なるものです。

低体温とは，体温が36℃未満の状態を指します。体温が下がっており，酵素が活性化しないため，基礎代謝や免疫力が弱まります。

一方，冷え症は，四肢の体温が低い状態です。そのため，たとえば，体温が36.5℃でも手足の冷えを感じている人は冷え症ですが，低体温ではありません。

「冷え症の一部が低体温である」という理解でよいと思います。

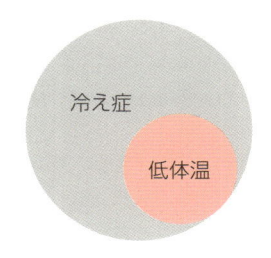

引用・参考文献

1) 中村幸代，堀内成子，柳井晴夫（2012）：傾向スコアによる交絡調整を用いた妊婦の冷え症と早産の関連性．日本公衆衛生雑誌，59(6)：381-389.
2) 寺澤捷年（1987）：漢方医学における「冷え症」の認識とその治療．生薬学雑誌，41(2)：85-96.
3) 日本未病システム学会：未病とは？〈http://j-mibyou.or.jp/mibyotowa.htm〉
4) （2015）：南山堂医学大辞典，第20版，南山堂.
5) 定方美恵子，佐藤悦，佐山光子，他（2000）：冷え症の客観的評価に関する予備的研究．新潟大学医学部保健学科紀要，7(2)：215-226.
6) 高取明正（1992）：サーモグラフィによる冷え性の診断の確立．日本産科婦人科學會雑誌，44(5)：559-565.

7) 山田典子，別宮直子，吉村裕之（2007）：判別分析による若年女性の冷え症を識別する指標の選択 冷え症者の身体面および精神面の特性．日本神経精神薬理学雑誌，27(5)：191-199.

8) 中村幸代（2010）：「冷え症」の概念分析．日本看護科学会誌，30(1)：62-71.

9) Rogers, B. L.(2000)：Concept analysis an evolutionary view. Rogers, B. L., Knafl, K. A. eds., Concept Development in Nursing Foundations, Techniques and Applications, 2nd ed., W. B. Saunders Company.

10) Yamada, M., Bekku, N., Yoshimura, H, (2007)：Determinants for diagnosis of young women with and without chilliness. *Jpn. J. Neuropsychopharmacol.*, 27(5-6)：191-199.

11) 三浦友美，交野好子，住本和博，他（2001）：青年期女子の「冷え」の自覚とその要因に関する研究．母性衛生，42(4)：784-789.

12) 松本勅（2001）：末梢循環と冷えについて―冷え性者は何が違うか―．*Biomedical Thermology*，21(2)：64-68.

13) 宮本教雄，青木貴子，武藤紀久，他（1995）：若年女性における四肢の冷え感と日常生活の関係．日本衛生學雑誌，49(6)：1004-1012.

14) 川越宏文（1999）：【冷えのぼせと漢方】季節と冷え症．漢方と最新治療，8(4)：349-352.

15) Mäkinen, T. M., *et al.* (2004)：Seasonal changes in thermal responses of urban residents to cold exposure. *Comparative Biochemistry and Physiology―Part A：Molecular & Integrative Physiology*, 139(2)：229-238.

16) 村田高明，萬秀憲，江口泰輝（1982）：冷え性に対する人工炭酸浴と深部温度計測．臨床体温，2：66-72.

17) 山崎貴子，本間健（2001）：女子学生における 冷え症」と食品摂取頻度．日本女子大学紀要，48：25-29.

18) 妹尾栄，岡島真理子（1997）：サーモグラフィによる皮膚温と冷え症状との関連性．日本助産学会誌，10(2)：177-180.

19) 大形一憲，森英俊，西條一止（2004）：冬春季のサーモグラフィによる全身皮膚温分布の検討―高齢者と若年者及びその比較―．*Biomedical Thermology*，23(4)：173-180.

20) 中村幸代（2008）：冷え症のある妊婦の皮膚温の特徴，および日常生活との関連性．日本看護科学会誌，28(1)：3-11.

21) Nagashima, K., *et al.* (2002)：Thermal regulation and comfort during a mild-cold exposure in young Japanese women complaining of unusual coldness. *J. Appl. Physiol.*, 82(3)：1029-1035.

22) 菰田奈那，藤川朝子，森英俊，他（2008）：冷え症に対する体位変換負荷試験の春季，夏季，秋季，冬季における差異―下腿部足部皮膚温の経時的変化―．*Biomedical Thermology*，27(2)：64-70.

23) 山崎貴子，本間健（2001）：女子学生における 冷え症」と食品摂取頻度との関連．日本女子大学紀要，48：25-29.

24) 小安美惠子，乾まゆみ，内野鴻一，他（2006）：妊婦の冷え症の実態調査．母性看護，37：36-38.

25) 小安美惠子，山川麻利子，仲かよ，他（2007）：妊婦の冷え症の自覚とマイナートラブルの有訴率，深部体温との関連．助産雑誌，61(9)：781-786.

26) 上原良美，大谷七恵，坂元理紗，他（2005）：妊婦の妊娠前の冷えの実態と妊娠中のマイナートラブルとの関連性．京都母性衛生学会誌，13(1)：781-786.

27) Kondo, M.(1987)：Cold constitution：analysis of the questionnaire. *J. Jpn. Soc. Obstet. Gynecol.*, 39(11)：2000-2004.

第2章 ····· 冷え症の診断

第1章で述べたように，冷えは単なる性質ではなく，重要な症状です。そのため，まず，冷え症の有無や状態を診断する必要があります。

この章では，冷え症の体温の特徴，そして，冷え症の診断について，筆者の研究をもとに述べていきます[1,2]。

2.1 冷え症の体温の特徴

この研究は，妊婦の冷え症は存在するのか，存在するのであればどのような特徴があるのかを調べたものです。

目的は，冷え症の妊婦と，冷え症でない妊婦の中枢温と末梢温の体温較差を比較し，違いがあるかを明らかにすることです。冷え症は一般的に，「自覚」で判断する場合が多いため，本研究では，「**冷え症の自覚がある**」=「**冷え症である**」とし，冷え症である場合，客観的指標である，中枢温と末梢温の体温較差に違いがあるかを調べました。

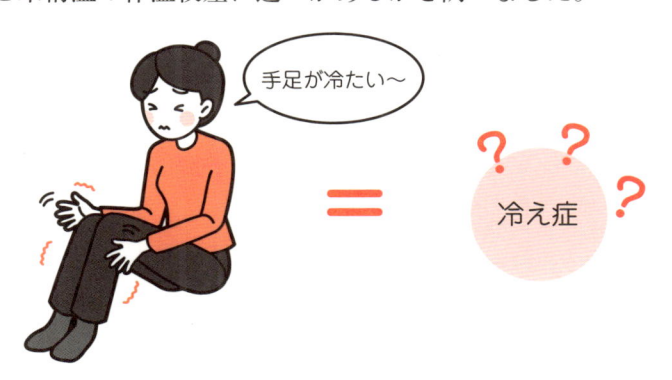

2.1.1 研究方法

1）研究の対象

研究の対象は，下記のように設定しました。

・体温が安定する妊娠 20 週以降の正常経過の妊婦

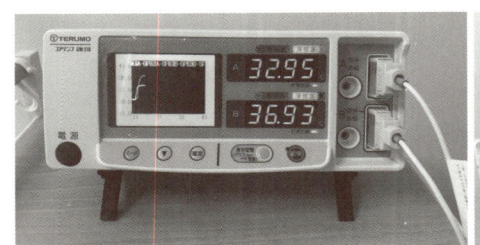

使用した深部体温計：
コアテンプ R CTM-205（テルモ社）

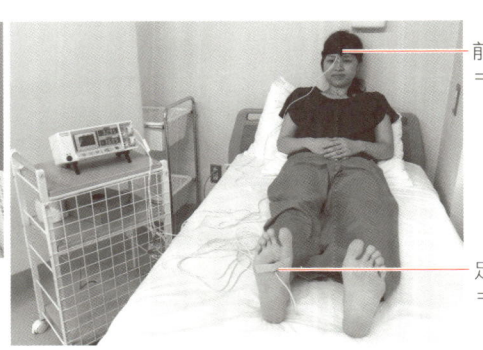

前額部中央部深部温
＝典型的**中枢温**

足底部中央部深部温
＝**末梢部温**・
最も低い深部温

写真 2-1　前額部と足底部の深部温と皮膚温を計測

・体温に影響を及ぼすような合併症（内分泌疾患，自律神経障害，高血圧，心疾患，肝疾患，腎疾患，精神疾患など）がないこと
・日本人女性（外国人女性には「冷え症」の概念がないため）

2）データ収集方法

　実施したことは，体温の測定です。本研究では，信頼性が高く，妊婦への侵襲の少ない「深部体温計コアテンプ R CTM-205」（テルモ社）を使用しました。

　写真 2-1 のように，体温計のプローブを前額部中央部，足底部中央部に装着し，それぞれの深部温（部位の中の温度）と皮膚温（部位の表面の温度）を同時に測定して，それらの温度較差を調べました。

　前額部深部温は中枢温としての特性を有しており，足底部深部温は深部温の中で最も低値といわれている部位です。

　以下，ここでは便宜上，前額部中央部の深部温を「**中枢温**」，足底部中央部の深部温を「**末梢部温**」とします。

　測定時間は，体温の日内変動を考慮し，9 時から 14 時までとしました。なお，体温には，左右の区別はなく，左右の位相は一致していて相関が高いことから，測定部位は，特に左右は定めずに，プローブの装着が可能な側としました。

2.1.2 結　　果

1）対象の背景

　調査は 6～7 月と 10～11 月に実施し，6～7 月には 130 名，10～11 月には 100 名の，総数 230 名が分析の対象となりました。各月の平均気温は 6 月 23.6℃，7 月 26.1℃，10～11 月 13.3℃で，調査施設の室温は 6～7 月，

10〜11月ともに26℃と一定していました。

2）研究結果

① 妊婦の冷え症の割合

6〜7月では，冷え症の自覚がある妊婦は88名（67.7％），冷え症の自覚がない妊婦は42名（32.3％）でした。10〜11月では，冷え症の自覚がある妊婦は66名（66.0％），冷え症の自覚がない妊婦は34名（34.0％）でした。

統計解析では，季節による有意差は認められませんでした（$\chi^2 = 0.073$，$p < 0.05$）[1,2]。また，全体では，冷え症の自覚がある妊婦は154名（67.0％）であり，冷え症の自覚がない妊婦は76名（33.0％）でした。

> ● 冷え症の体温の特徴その1 ●
> ・妊婦の多く（本研究では6割以上）が冷え症である。
> ・夏でも冷え症になる。

② 冷え症である妊婦と冷え症でない妊婦の中枢温と末梢部温の温度較差の比較

・冷え症の自覚の有無による比較（表2-1）

深部温については，6〜7月では，冷え症の自覚がある妊婦の前額部深部温は36.4℃，冷え症の自覚がない妊婦は36.4℃と，統計的な有意差はありませんでした。一方，足底部深部温については，冷え症の自覚がある妊婦は34.4℃，冷え症の自覚がない妊婦は35.8℃と，両群の間に有意差が認められました（$p < 0.001$，95％CI 0.87〜2.00）[3]。

つまり，冷え症の自覚がある妊婦の方が，足底部深部温は低いという結果でした。

中枢温と末梢部温の温度較差の比較では，前額部深部温と足底部深部温の温度較差は，冷え症の自覚がある妊婦は2.0℃，冷え症の自覚がない妊婦は0.6℃で，2群間に有意差が認められました（$p < 0.001$，95％CI −1.93〜−0.75）。

このことから，冷え症の自覚がある妊婦の方が，温度較差が大きいという結果となりました。

10〜11月では，冷え症の自覚の有無による前額部深部温に有意差はみられませんでした（36.4℃ VS 36.2℃）。足底部深部温は，冷え症の自覚がある妊婦は31.2℃，冷え症の自覚がない妊婦は33.9℃であり，両群の

★1 χ^2（カイ2乗）検定
ある集団のある変数が出現する頻度に偏りがあるかを知りたいとき——つまり，集団Aと集団Bがあって，それは別物か，あるいは，同じ集団かを調べたいときに実施する検定。特徴として，冷え症が「ある・ない」などの，数字ではない場合に使用する。χ^2値が大きいほど別物である割合が高くなる。

★2 p値（probability）
有意水準のこと。p値は，第一種の過誤確率，つまり「帰無仮説が正しい場合に，誤って帰無仮説を棄却（否定）してしまう確率」のこと。$p < 0.05$は，確率的に偶然とは考えにくく，意味があると考えられる割合が95％以上であることを意味し，$p < 0.001$は99％以上であることを意味する。通常は，$p \leq 0.05$で有意（意味がある）と判断されている。

★3 95％信頼区間（95% confidence interval；95% CI）
信頼区間（confidence interval；CI）とは，全体の平均（母平均）をある確率で含む範囲のこと。95% CIは，95％の確率で，この数字の範囲内に全体の平均が含まれていることを示す。

表 2-1　「冷え症の自覚」の有無による前額部・足底部の深部温較差（n＝230, t検定[★1]）

（a）6〜7月（n＝130）

	冷え症である（67.7%）	冷え症でない（32.3%）	p値	95%CI	
				下限	上限
前額部深部温	36.4℃（SD 0.30）	36.4℃（SD 0.38）	p＝0.43	−0.17	0.37
足底部深部温	34.4℃（SD 1.67）	35.8℃（SD 0.79）	p＜0.001	0.87	2.00
深部温温度較差	2.0℃（SD 1.69）	0.6℃（SD 0.86）	p＜0.001	−1.93	−0.75

SD：標準偏差[★2]。

（b）10〜11月（n＝100）

	冷え症である（66%）	冷え症でない（34%）	p値	95%CI	
				下限	上限
前額部深部温	36.4℃	36.2℃	p＝0.33	0.05	0.37
足低部深部温	31.2℃	33.9℃	p＜0.001	−3.68	−1.76
深部温温度較差	5.2℃	2.4℃	p＜0.001	1.85	3.77

★1 t検定

2つの実験結果，2つのアンケート結果などの「平均値の差」に対して，その違いが偶然なのか，それとも何か本質的な違いがあるのかを判断する検定。体温などの数字の場合に多く使用する（正規分布に従っていることが条件）。

★2 標準偏差（standard deviation；SD）

データのバラツキの大きさを表す指標。各データの値と平均の差，すなわち，偏差の2乗を平均し，その正の平方根をいう。たとえば，全員が平均値の場合，SDは「0」になる。

間に有意差が認められました（p＜0.001, 95%CI −3.68〜−1.76）。

前額部深部温と足底部深部温の温度較差は，冷え症の自覚がある妊婦は 5.2℃，冷え症の自覚がない妊婦は 2.4℃であり，2群間に有意差が認められました（p＜0.001, 95%CI 1.85〜3.77）。

このことから，**冷え症の自覚がある妊婦の方が**，前額部と足底部の深部温，つまり，**中枢温と末梢部温において温度較差が大きい**という結果となりました。

また，この結果は，**皮膚温においてもほぼ同様**でした。したがって，冷え症の自覚がある妊婦は，深部温，皮膚温の両方において，前額部温と足底部温の温度較差が大きいことがわかりました。

> ● **冷え症の体温の特徴その2** ●
> ・冷え症の自覚がある妊婦は，中枢温と末梢部温の温度較差は，冷え症の自覚がない妊婦に比べて有意に大きい。
> ・冷え症の自覚が，客観的指標となる温度較差に反映されている。

・季節による比較（**表 2-2**）

6〜7月と10〜11月とを比較すると，足底部深部温では，冷え症の自覚がある妊婦は，6〜7月は 34.4℃で，10〜11月は 31.2℃でした。つまり，冷え症の自覚がある妊婦は，10〜11月の方がより足底部深部温が低いという結果でした。

さらに，冷え症の自覚がある妊婦の深部温温度較差も，6〜7月で 2.0℃，10〜11月で 5.2℃と，10〜11月は6〜7月に比べ，より大きいという結果でした。皮膚温についても同様に，冷え症の自覚がある妊婦の方が，

10〜11 月は 6〜7 月と比較して，温度較差が大きいという結果でした。

つまり，冷え症の自覚に季節による差はなかったものの，その温度較差は，夏の方が小さいことから，冷え症を改善する上では，夏の方が向いているのかもしれません。

ただし，冷房の効きすぎている室内で過ごす場合が多い妊婦では，季節による差はない可能性が高いので，一概にはいえませんね。

● 冷え症の体温の特徴その 3 ●
・深部温，皮膚温とも，その温度較差は季節による気温の影響を受けており，11 月以降の冬季であれば，さらに温度較差が大きくなることが予想される。

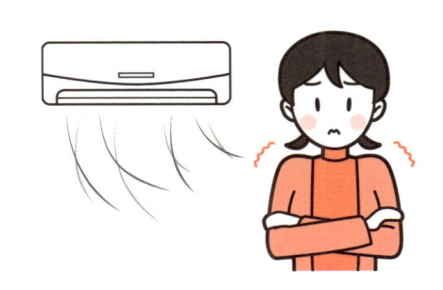

夏でも中枢温と末梢部温の温度較差は冬並み？？

2.2　冷え症の診断基準

2.2.1　手足の冷え

2.1 節でも取り上げましたが，私たちはどのような状態であれば「自分は冷え症である」と感じているのでしょう。

「手足が冷たい」という自覚でしょうか。あるいは，手足が冷たいことでの不快感や苦痛があることでしょうか。

いずれにしてもやはり，「自覚」や「感覚」により判断している部分が大きいと思われます。

では，一般的な病状は，どのように診断しているでしょうか。

たとえば，高血圧はどのように診断しますか。病院で測定する「診察室血圧」における高血圧は，「140/90 mmHg 以上」と基準が決まっていますね。糖尿病はどうでしょうか。「HbA1c 値が 6.5% 以上」ですね。このように，**診断するには，客観的指標が重要**になります。

つまり，冷え症であるかどうかの判断基準は「自覚」や「感覚」，つまり主観が主であり，**客観性が乏しい**ことが課題なのです。

2.1 節では，「冷え症の自覚」と，客観的指標である「中枢温と末梢部温の温度較差」の関係を調べました。その結果，6〜7月と10〜11月の両方で冷え症の自覚のある妊婦の方が，自覚がない妊婦に比べて，統計学上，確かに差があり，冷え症の自覚のある妊婦の方が，前額部深部温と足底部深部温の温度較差が大きいということが判明しました。

　温度は数字であり，客観的指標となるものです。

　すなわち，客観的指標となる温度較差は，冷え症の自覚を反映していることが示唆されたことから，冷え症の有無を診断する際，最初のスクリーニングとして，妊婦の冷えに対する自覚で判断できるという示唆を得ることができました。

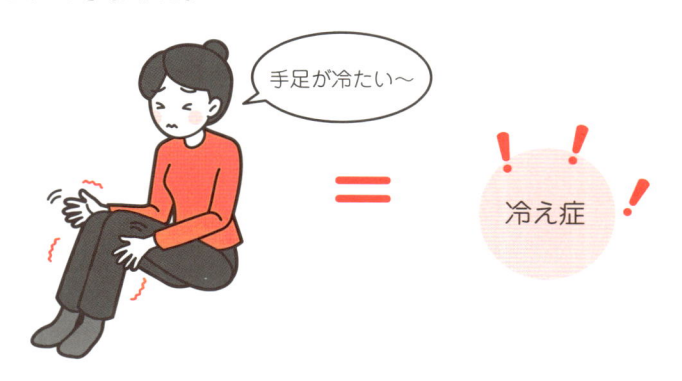

2.2.2　腹部の冷え

　これまで，冷え症とは，中枢温と末梢部温の温度較差があり，手足の体温が低い場合であると説明してきました。

　ところで，助産師が主体となってケアを提供している施設（助産所や，院内助産・助産師外来を実施している施設など）の助産師の多くは，妊婦の腹部の冷えについても問題視しており，お腹を触って，「冷たくないか（冷えていないかどうか）」を確認しているようです。そこで，ここでは，「冷え症の自覚」と「腹部の冷えの自覚」との一致率についての研究結果を述べていきたいと思います[2]。

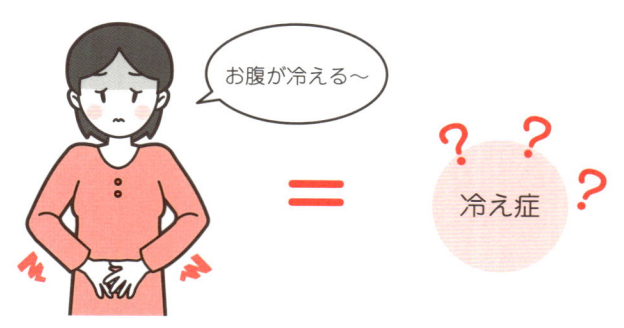

表2-2　冷え症（手足が冷たいという自覚）と腹部
の冷えの自覚の有無との関係（$n=2,810$）

		腹部の冷えの自覚		
		あり	なし	不明
冷え症	あり	81.7%	15.2%	3.0%
	なし	8.3%	88.7%	3.0%

χ^2 値＝1,580.7，$p<0.001$，効果量★＝0.75。

1
2
3
4
5
6

★ 効果量（effect size）
群間での平均値の差の程度，変数間の関連の強さなどを，データの単位に左右されないよう標準化したもの。ちなみに，χ^2 検定の場合，効果量は 0.5 以上で効果が「大」。つまり，本研究の 0.75 では，平均値の差の効果が実質的に大きいことを示している。

研究の対象は，病院に入院している分娩後の日本人女性 2,810 名で，妊娠時の状態を振り返って回答してもらうアンケート調査を実施しました。

その結果，冷え症である妊婦，つまり，「手足が冷たい」という自覚がある妊婦の 81.7％が「腹部の冷えの自覚」をたずねる項目において，冷えていると感じていたと回答していました。また，冷え症でない妊婦では，「腹部の冷えの自覚」に関しても冷えを感じていなかった割合は，88.7％でした（表 2-2）。

「冷え症の自覚」と「腹部の冷えの自覚」を全体でみると，その一致率は 85.2％であり，統計学的分析においても有意に関係がありました（χ^2 ＝1,580.7，$p<0.001$）。

つまり，妊婦においては，冷え症の自覚と腹部の冷えの自覚はほぼ一致していることが推察されました。前項で述べた，手足の冷えだけでなく，腹部の冷えについても注意し，ケアに当たることが必要であるということが示唆されます。

このように，問診や触診で冷え症の有無の判断が可能であるため，冷え症の判断は容易であるといえます。したがって，臨床の現場において，問診，触診を行い，冷え症の有無を診断することが重要です。

2.2.3 そ の 他

冷え症の診断や判断をする方法は，昨今，インターネットなどで多くみられます。しかし，その診断に科学的根拠（エビデンス）があるのかをよく見極めることが大切です。

ここでは，筆者が研究で使用した「寺澤の診断」[3]を紹介します。

寺澤の診断

筆者は，寺澤の「冷え症を判断する基準」（以下，「寺澤の診断」）[3]と冷え症の自覚の有無との一致率について調べました。

表 2-3 「寺澤の診断」

重要項目	1. 他の多くの人に比べて「寒がり」の性分だと思う。 2. 腰や手足，あるいは体の一部に冷えがあってつらい。 3. 冬になると冷えるので，電気毛布や電気敷布，あるいはカイロなどをいつも用いるようにしている。	冷え症の質問表の 20 項目のうち， ・重要項目 2 項目以上 ・重要項目 1 項目と参考項目 2 項目以上 ・参考項目 4 項目以上 のいずれかを満たす者を冷え症と診断
参考項目	1. 体全体が冷えてつらいことがある。 2. 足が冷えるので，夏でも厚い靴下を履くようにしている。 3. 冷房の効いているところは体が冷えてつらい。 4. 他の多くの人に比べてかなり厚着する方だと思う。 5. 手足が他の多くの人より冷たい方だと思う。	
その他の項目	・「冷え症」だと思わない（冷え症でない人が○）。 ・「冷え」のつらさはここ数年続いている。 ・冬には電気毛布や電気敷布を使っている。 ・クーラーは嫌いである。 ・夏でも厚手の靴下を履くのが好きである。 ・体温がいつも 36℃より上には上がらない。 ・厚着をするのが好きである。	・特に冬には体を丸くして寝るクセがある。 ・冬や寒い日などは小便がとても近くなる。 ・夏でも熱いお茶が好きである。 ・他の人よりも自分の顔色は青白い方だと思う。 ・寒い日には関節がこわばったり，痛んだりすることがある。

文献 [3] により作成。

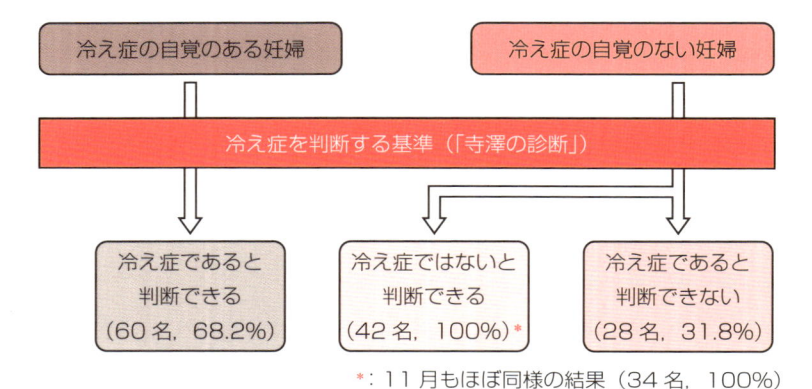

*：11 月もほぼ同様の結果（34 名，100%）

図 2-1　6〜7 月における「冷え症の自覚」の有無と「寺澤の診断」の一致率（全体で 80.9%の一致）

　この基準は，重要項目 3 項目と参考項目 5 項目で構成されています。この項目を用いて，冷え症の質問表の 20 項目のうち，重要項目 2 項目以上，重要項目 1 項目と参考項目 2 項目以上，または参考項目 4 項目以上を満たす者を冷え症とします（表 2-3）。

　6〜7 月では，「冷え症の自覚」において，冷え症の自覚がない妊婦の 42 名（100%）が「寺澤の診断」においても冷え症ではないと判断できました。また，冷え症の自覚がある妊婦の 60 名（68.2%）は「寺澤の診断」においても冷え症であると判断でき，冷え症であると判断できなかった妊婦は 28 名（31.8%）でした。

さらに，11月でも，「冷え症の自覚」において，冷え症の自覚がない妊婦の34名（100％）が「寺澤の診断」においても冷え症ではないと判断でき，6月とほぼ同様の結果でした。そして，「冷え症の自覚」と「寺澤の診断」を全体でみると，80.9％の割合で一致しているという結果でした（図2-1）。

　したがって，「冷え症の自覚」の有無だけでは心もとないときには，次の選択肢として「寺澤の診断」を使用することも一つの方法です。

引用・参考文献

1) 中村幸代（2008）：冷え症のある妊婦の皮膚温の特徴，および日常生活との関連性．日本看護科学会誌，28(1)：3-11.
2) 中村幸代，堀内成子，桃井雅子（2012）：妊婦の冷え症と前期破水における因果効果の推定—傾向スコアによる交絡因子の調整—．日本助産学会誌，26(2)：190-200.
3) 寺澤捷年（1987）：漢方医学における「冷え性」の認識とその治療．生薬学雑誌，41(2)：85-96.
4) 川嶋朗（2007）：心もからだも「冷え」が万病のもと，集英社新書．
5) 石原結實（2005）：病は"冷え"から，光文社．
6) 坂口俊二（2001）：冷えについて．*Biomedhical Thermology*，21(2)：60-63.
7) 定方美恵子，佐藤悦，佐山光子，他（2000）：冷え症の客観的評価に関する予備的研究．新潟大学医学部保健学科紀要，7(2)：215-226.
8) 定方美恵子，他（2001）：冷え症の自覚と皮膚表面温に関する研究（第1報）—中性温度条件下における青年後期女性の測定結果から—．日本看護科学学会学術集会講演集，12(21)：97.
9) 菱沼典子（2017）：看護形態機能学—生活行動からみるからだ—，第4版，日本看護協会出版会．
10) 三浦友美，交野妙子，住本和博，他（2001）：青年期女子の「冷え」の自覚とその要因に関する研究．母性衛生，42(4)：784.
11) 桃井雅子，片岡弥恵子，宮里邦子（1997）：冷え性のある妊婦の皮膚温と基礎調査．日本助産学会誌，10(2)：53.
12) 山崎とよ（1981）：深部体温計による身体各部深部温の連続監視法とその臨床的評価—基礎編—．東京女子医科大学雑誌，51(10)：1441-1445.
13) 定方美恵子，他（1997）：女性の冷え症の実態と冷房使用・食生活の関係　年代的特徴を中心に．新潟大学医学部保健学科紀要，6(1)：47-58.
14) 菅沼栄（1995）：冷え症の弁証論治．中医臨床，16(3)：236-242.

column 暑い国の冷え事情

1) ブラジル人妊婦の冷え

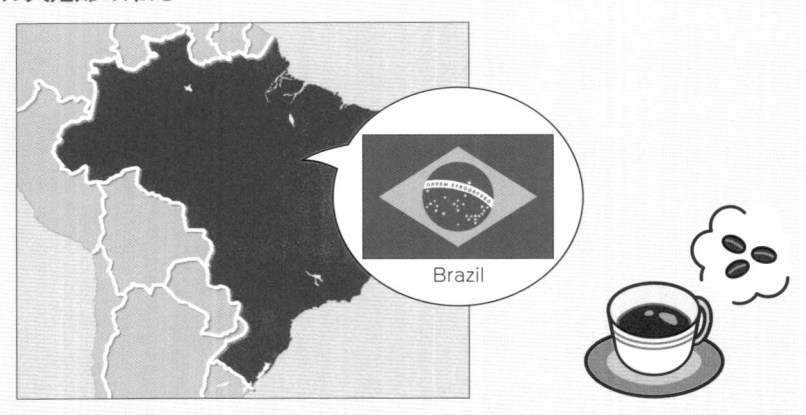

　冷え症は，西洋諸国では研究論文もなく，それどころか，**概念自体が存在しません。**

　日本の裏側，亜熱帯に位置するブラジルに暮らすブラジル人妊婦は，年間を通して薄着で過ごしています。そんなブラジル人妊婦を対象に冷え症の特徴について研究しました。Naka-mura, *et al.*[1]をもとに紹介します。

　調査の対象としたのは，ブラジル在住のブラジル人妊婦 200 名。研究結果では，その 57% が冷え症でした。

　ブラジル人妊婦は，日常生活において，自分が冷え症であるという**認識は低いものの**，改めて四肢の冷えについてたずねると，**半分以上の人が冷えを感じていました。**

　また，「冷え症の自覚」の有無において，前額部深部温と足底部深部温の温度較差は，冷え症の自覚がある妊婦では 2.8℃，冷え症の自覚がない妊婦では 2.0℃であり，2 群間に有意な差が認められました（$p=0.018$，95%CI －1.50〜−0.14）（**表 1**）。

　この結果から，ブラジル人においても，冷え症の自覚がある妊婦は，前額部深部温と足底部深部温の温度較差が，冷え症の自覚がない妊婦に比べて有意に大きいことがわかりました。すなわち，ブラジル人妊婦にも，日本人妊婦同様に，冷え症は存在することが示唆されました。

　しかし，ブラジル人妊婦と日本人妊婦で大きく異なったのは，日本人においては証明された，冷え症の有無とマイナートラブルの発症状況や日常生活行動との関係性が，ブラジル人ではみ

表 1　ブラジル人妊婦における「冷え症の自覚」の有無と前額部・足底部の深部温較差（$n=200$，t 検定）

	冷え症である (57%)	冷え症でない (43%)	p 値	95%CI 下限	95%CI 上限
前額部深部温	36.3℃	36.3℃	$p=0.78$	−0.01	0.84
足底部深部温	33.5℃	34.3℃	$p=0.019$	0.14	1.49
深部温温度較差	2.8℃	2.0℃	$p=0.018$	−1.50	−0.14

られなかった（無関係である）ことでした。このことから，ブラジル人妊婦が年間を通して薄着であることや，体を冷やすといわれる甘いものや冷たいものを多く摂取する傾向にあるということは，冷え症の観点からは問題ないことが考えられます。

したがって，**冷え症とマイナートラブルの発症や日常生活行動との関係について，日本人とブラジル人では大きな違いがあること**が判明しました。

2）フィリピン人妊婦の冷え

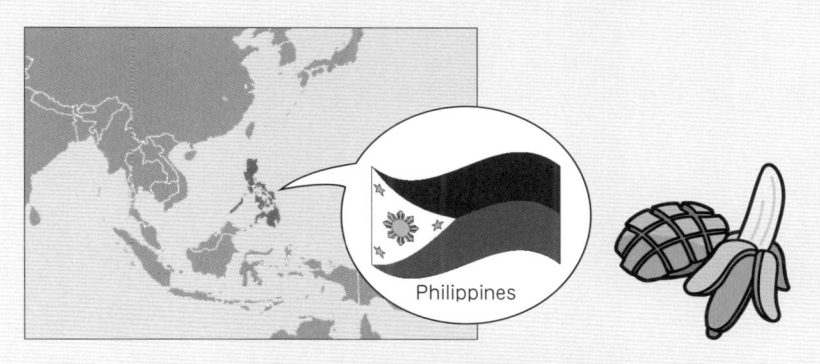

日本と同じアジアに位置するものの，西洋文化の影響が大きいフィリピンでの，冷え症に対する認識はどうでしょうか。竹内・中村[2]をもとに紹介します。

調査の対象としたのは，フィリピンに1年以上在住し，妊娠経過が順調な妊娠中期以降のフィリピン人妊婦4名。研究の方法はインタビューで，録音されたインタビュー内容を逐語録に起こし，質的に分析しました。

結果として，「冷えの自覚と認識」については，1名のみが冷えを自覚していましたが，残りの3名は自覚がなく，研究協力者全員に**「冷え症」という言葉の認識がありませんでした**。

日常生活行動の特徴としては，「自分の好みや体の声に従った生活行動」と「保健指導に従った行動の変化」の2カテゴリーと，それらを構成する12のサブカテゴリーが抽出されました。

もう少し具体的に各カテゴリーをみてみると，「自分の好みや体の声に従った生活行動」は，「体調に合わせて食事を変える」「嗜好品を摂取する」「好きなものは毎日食べる」などの9のサブカテゴリー，「保健指導に従った行動の変化」は，「サプリメントを内服する」「果物を摂取する」「野菜を摂取する」の3のサブカテゴリーで構成され，いずれも，保健指導（国として，あるいは外国のNGOなどが介入して実施）の影響が強いことがわかりました。

結論として，対象人数の少なさを鑑みても，フィリピン人においても，冷え症の妊婦は存在しましたが，冷えに対する自覚が少ないことがわかりました。また，日常生活行動では，妊婦として望ましい行動もとっていれば，健康の維持・増進のために改善が必要な行動もとっていました。今後は，妊婦に対する冷え症の知識の普及の必要性や，医療者の冷え症や保健指導に対する認識を調査し，保健指導を強化する必要性が示唆されました。

引用・参考文献

1) Nakamura, S., Ichisato, S. M., Horiuchi, S., Mori, T., Momoi, M. (2011) : Pregnant women's awareness of sensitivity to cold (hiesho) and body temperature observational study : A comparison of Japanese and Brazilian women. *BMC Research Notes*, 4 : 278.

2) 竹内翔子，中村幸代 (2018)：フィリピン人妊婦の冷え症の認識と日常生活行動の特徴. 神奈川母性衛生学会誌，21 (1)：21-27.

第3章 冷え症と異常分娩

3.1 研究の背景

3.1.1 助産師の認識

　妊婦の冷え症は，異常分娩と関係があるのでしょうか。

　研究の前に，首都圏の助産施設で働く，豊富な経験をもつ熟練助産師にインタビューを行いました。その結果，彼女らがほぼ同様の認識——**冷え症が分娩時に与える影響は大きいという認識**をもっていることがわかりました。具体的には，主に，下記のような内容でした。

・冷え症の（自覚がある）妊婦は，10〜20年前に比べて増加している。

・冷え症の妊婦のお腹を触ると硬くて冷たいことが多く，また，**子宮収縮**を起こしやすい傾向がある。

・冷え症の産婦に**微弱陣痛**が起こることが頻繁にみられる。しかし，そういう場合でも，体を温めると，直後に有効な陣痛が発来することも多い。

・冷え症の妊婦には，**前期破水**になる人が多いようだ。

・冷え症の妊婦は，産後の子宮収縮も悪いためか，**弛緩出血**を起こしやすい。

・胎内にいるときから冷えていたためか，冷え症の妊婦から生まれた新生児は体温が低い，また，**低出生体重児**が多いようだ。

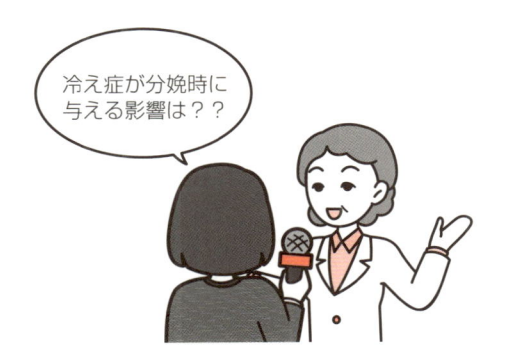

冷え症が分娩時に与える影響は？？

以上から，筆者は，冷え症が異常分娩のリスク因子であるかどうかの検証をすることは大きな課題であると考えました。

　この章では，冷え症である妊婦と，そうでない妊婦での，早産，前期破水，微弱陣痛，遷延分娩，弛緩出血の発症率の相違や，それぞれの関連性についての研究結果を紹介します。

3.1.2　押さえておくべきこと

　研究結果を説明するに当たり，まず，重要なポイントを2つ，押さえておきましょう。

＜ポイント ① 因果効果の推定＞

　よく，「因果効果や因果関係がある」という言葉を耳にしませんか。
「因果効果や因果関係がある」とは，本来，「原因 ⇒ 結果」の関係が成立することをいいます。

　因果効果とは，「A が原因で B が起きた」ということです。研究の場面で考えてみましょう。

　たとえば，A さんが冷え症である場合の，微弱陣痛の発症率を調べたかったとします。この場合，妊娠期に冷え症だった A さんに，分娩期に微弱陣痛が発症したことを調べたいのですが，これを証明するには，2つの別の結果を比較していきます。

　比較したい因果効果は以下です。

> **冷え症である A さんの微弱陣痛発症率と，冷え症でない A さんの微弱陣痛発症率**

　もし，これらの結果が同じであれば，「妊娠期に冷え症だったから微弱陣痛が発症した」わけではないということになります。

　しかし，もうおわかりだと思いますが，この2つを同時に観測すること，つまり，「因果効果の検証」は，実質的には「不可能」です。因果効果をみるには，せいぜい「推定」するしかないのです（図 3-1）。

＜ポイント ② 交絡因子の傾向スコアによる調整＞

・交絡因子とは

　では，研究において，「原因 ⇒ 結果」の関係を示す場合には，どうすればよいのでしょう。

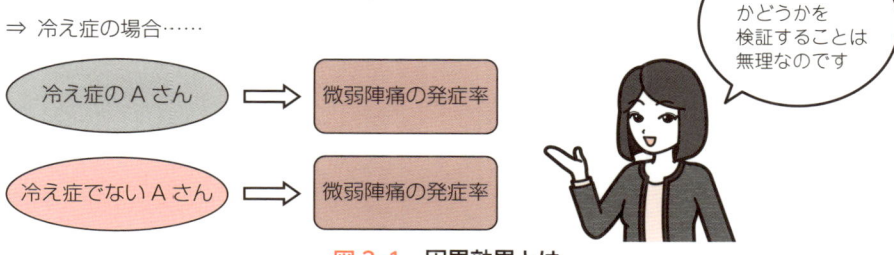

因果効果＝同一対象に介入した場合の効果
VS 介入しなかった場合の効果

⇒ 冷え症の場合……

図 3-1　因果効果とは

集団で調べて，因果効果を推定していく，という方法があります。たとえば，妊娠期に冷え症である女性〇名と，妊娠期に冷え症でない女性△名を同時に比較します。しかしながら，これはこれで，問題が生じます。なぜなら，「妊娠期に冷え症の女性〇名」と「妊娠期に冷え症でない女性△名」の両者のグループには，かなり性質の違う人々が含まれている可能性があるからです。

たとえば，冷え症は，交感神経が優位になっている状態であるため，ストレスや不安が大きい人が多い傾向になります（1.2 節参照）。すなわち，「妊娠期から冷え症のグループ」には，そもそもの，分娩に対する不安やストレスが大きい女性が相対的に多く含まれているかもしれません。この場合は，「ストレス」や「不安」が，交絡因子に該当します。

交絡因子（confounder）とは，原因と結果の両方に影響を与えるもののことです。つまり，「第 3 の因子 ⇒ 原因」かつ「第 3 の因子 ⇒ 結果」が成り立つ場合に，この第 3 の因子のことを交絡因子と呼びます。

交絡因子がなぜ問題なのかというと，X と Y の間に交絡因子が存在している場合には，実際には X と Y の間に関係がなかったとしても，見かけ上，関係があるようにみえてしまうからです（図 3-2）。

・傾向スコアによる調整とは

交絡因子の問題点を解決する調整方法として，傾向スコアを用いた解析法が，近年，医学や経済学などの多様な分野において使用されるようになってきました。

傾向スコアは，観察研究において因果効果を推定する方法として，1983 年に Rosenbaum と Rubin によって提唱されたものです[1]。この方法は，複数の交絡因子を 1 つの変数に集約することで，その 1 変数の上でマッチングや層別化などを行うことができるということから考え出された概念であり，交絡因子の調整において，きわめて最も有効な方法で

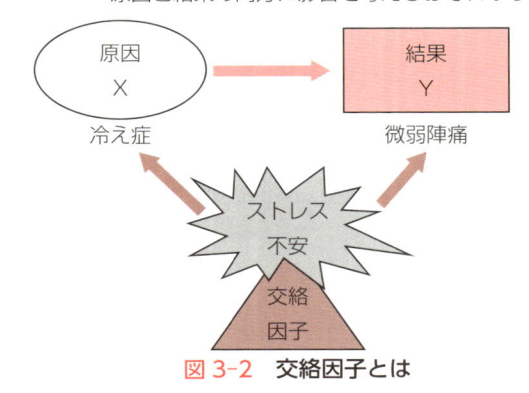

交絡因子＝原因と考えている要因以外の
原因と結果の両方に影響を与えるおそれのある因子

図 3-2　交絡因子とは

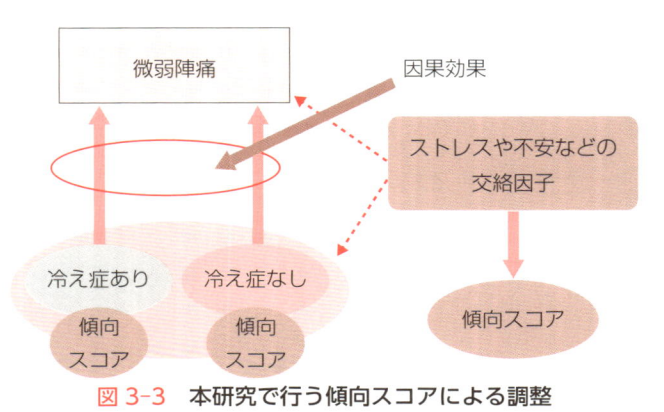

図 3-3　本研究で行う傾向スコアによる調整

あるといわれています。

　これから紹介する研究では，この傾向スコアの調整を行い，冷え症と多数ある交絡因子の調整をして，冷え症と異常分娩の関係性を分析しています（図 3-3）。

3.1.3　研究の目的

　この研究の目的は，産後の日本人女性を対象に，妊娠期の冷え症が分娩時に与える影響を分析し，冷え症と，早産，前期破水，微弱陣痛，遷延分娩，弛緩出血との因果効果の推定を行うことです。

★1 探索的記述研究
特定の課題について，仮説を事前に用意するということはせずに，実態を明らかにすることに重点が置かれた研究デザイン。

★2 後ろ向きコホート
研究
臨床研究方法の一つ。調べたい事象が起こってしまった後で，研究者が事後的に（後ろ向きに）その状況を調べ，さらにその集団を追跡調査することで，疾病の発生を確認する。後ろ向き研究では，交絡因子の振り返っての把握が困難なため，偏りが出てしまうという欠点があるが，研究が比較的短時間に終了するという利点もある。

★3 多重ロジスティック回帰分析
複数の独立変数（p.33の★2を参照）を使って，従属変数（p.33の★1を参照）に与える影響を分析すること。この場合，従属変数は2値変数（賛成・反対，有・無など）の必要があり，独立変数は連続値でも名義変数（男女，血液型のように，分類にのみ意味があり，順序には意味がない変数）でも分析が可能。

3.1.4 研究方法

1）研究デザイン

対照のある探索的記述研究★1であり，後ろ向きコホート研究★2です。

2）研究の対象

2,810名を分析の対象としました。調査場所および対象の条件は，**表3-1**のとおりです。

3）データ収集方法

① 調査手順

入院中の分娩後の女性に，研究説明書，質問紙，研究協力への断り書一式を渡し，口頭と書面で説明をしました。また，同意が得られた女性の分娩時の情報を医療記録から抽出しました。

② 分析方法

冷え症の有無による2群間における，早産，前期破水，微弱陣痛，遷延分娩，弛緩出血の**それぞれとの関係性の推定**のための分析を行いました。

なお，交絡因子の影響を除去することが必要となるため，本研究では，統計的補正である傾向スコアを用いて，交絡因子の調整を行っています（交絡因子，傾向スコアについては，3.1.2項を参照）。

分析方法は，多重ロジスティック回帰分析★3とMantel-Haenszel検定★4

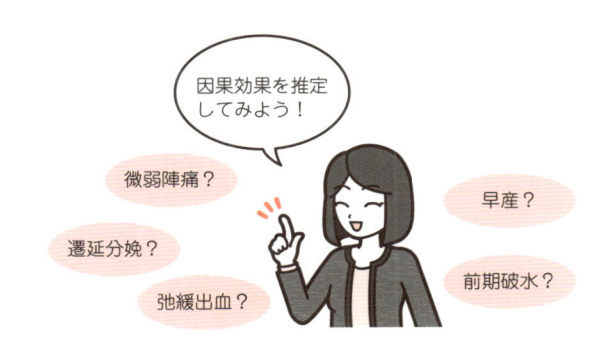

表3-1 研究の対象

調査場所	研究協力の同意が得られた，産科と小児科を擁する首都圏の病院6か所
対象の条件	研究協力の同意が得られた，入院している分娩後の女性で， 分娩時の1年以上前から日本に在住している，日本人女性（国籍が日本） ※今回の妊娠が，死産や新生児死亡となった女性，心身の状態が不安定な女性は除外

★4 Mantel-Haenszel検定
層別化された名義変数（p.31の★3を参照）の分析において用いられる一群の検定推定量のこと。本研究では，この方法を用いて，層別解析（下記★2を参照）を実施している。

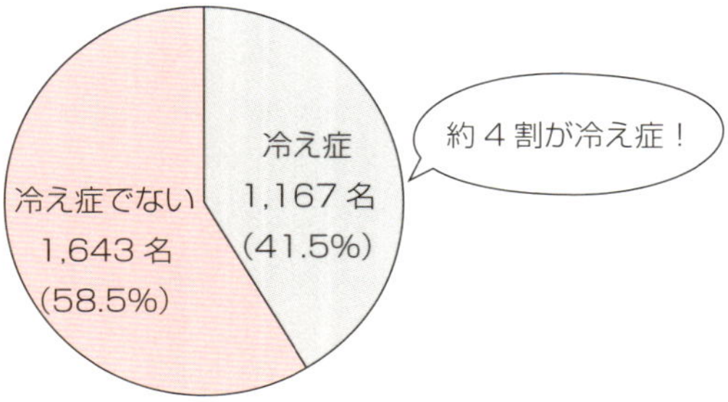

図 3-4　冷え症妊婦の割合

★1 共分散分析
背景要因の調整を行うことができる。本研究では，従属変数（目的変数）を早産，独立変数（説明変数）を冷え症と早産の傾向スコアとして，多重ロジスティック回帰分析を用いて共分散分析を実施している。

★2 層別解析
多くのデータを，そのデータの特徴によって，グループ分けし，各層ごとに解析していくことで，少なからず背景要因の調整ができる。

であり，推定された傾向スコアを用いた具体的な調整方法として，**共分散分析**★1と**層別解析**★2を行いました。

なお，層別解析では，層別の最低基準は5層以上が望ましいとされているため，本研究では，算出した各傾向スコアの最小値から最大値を均等に5層のサブグループに分類し，層別化しました。

共分散分析と層別解析を実施することで，結果の客観性がアップ！

3.1.5 結　　果

対象全体で，冷え症であった女性は1,167名（41.5%）で，冷え症でなかった女性は1,643名（58.5%）でした。つまりこの研究では，約4割の女性が，妊娠後半において冷え症であると感じていました（図3-4）。

3.2 早産との関連性

この研究は，中村ほか[2)]をもとに述べます。

1）冷え症の有無と早産との関係

2,810名を分析の対象としました。

早産であった110名（3.9%）のうち，冷え症である女性の割合は78名（70.9%），冷え症でない女性の割合は32名（29.1%）でした。また，その有意確率は$p<0.001$で，妊娠中に冷え症がある女性の方が有意に早産になることが示唆されました。

2）冷え症が早産に与える影響

分析のステップは，下記のとおりです。

最初に，傾向スコアの算出のため，冷え症と早産の交絡因子の選出を行いました。早産については，国内外の文献より，早産に影響を与える因子をすべて抽出し（妊娠中の喫煙や歯周病，卵巣嚢腫の合併など），その内容妥当性についても助産学の専門家に依頼し，検討しました。

そして，冷え症を従属変数[★1]，選択した交絡因子を独立変数[★2] として多重ロジスティック回帰分析を行い，早産の傾向スコアを算出しました。

次に，傾向スコアを使用した交絡因子の影響を調整しない，冷え症が早産に与える影響を分析しました。

その次に，従属変数を「早産」，独立変数を「冷え症」と「算出した早産の傾向スコア」として，ロジスティック回帰分析を施行しました。結果の統計的な分析は，「共分散分析」と「算出した傾向スコア値で対象者を均等に5層のサブグループに層別化した層別解析」を行いました。

★1 **従属変数**
「目的変数」ともいう。独立変数の変化に応じて変わる変数のことで，独立変数の結果ととらえることもできる。

★2 **独立変数**
「説明変数」ともいう。従属変数を予測するために使われる変数のことで，従属変数の原因ととらえることもできる。

● **分析のステップ** ●

Step 1：冷え症と早産の交絡因子を選出

Step 2：傾向スコアを算出

Step 3：冷え症が早産に与える影響を分析

① 傾向スコアを使用しない分析

② 傾向スコアを使用した共分散分析

③ 傾向スコアを使用した層別解析

その結果，傾向スコアでの交絡因子の調整前では，妊娠後半の冷え症の有無により，早産になる確率は3.60倍でした。共分散分析では，早産になる確率は3.38倍，層別解析では，3.47倍でした（図3-5）。

この結果は，**きわめて高い確率**であり，**冷え症の影響力の強さ**が浮き彫りになったと思います。また，この研究は，冷え症の有無による早産発症率の統計学的分析において，共分散分析と，層別解析を行っていますが，このように，**分析方法が異なる2つの分析結果において，早産の発症率はほぼ同様の値**でした。したがって，結果の信頼性は高く，支持できると考えます。

では，冷え症であることで，早産になりやすいのはなぜでしょうか。

冷え症の病態について，三浦ら[3]は，「冷え症は**四肢の循環不全**であり血管自律神経の活動の異常で**交感神経系が優位**になった状態である。冷え症により，**免疫力や自己治癒力が低下**する」と述べています。

陣痛は，子宮収縮作用のある物質，**プロスタグランジン**の分泌が高まって起こるといわれています。炎症が起きると，情報伝達物質の**サイ**

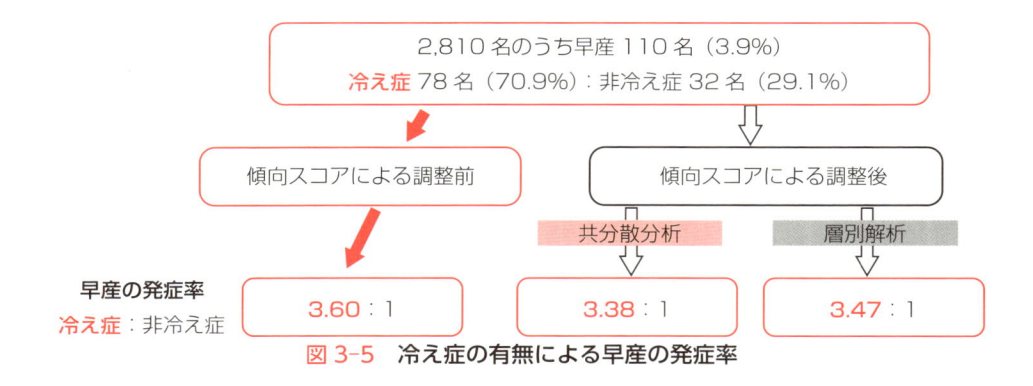

図 3-5 　冷え症の有無による早産の発症率

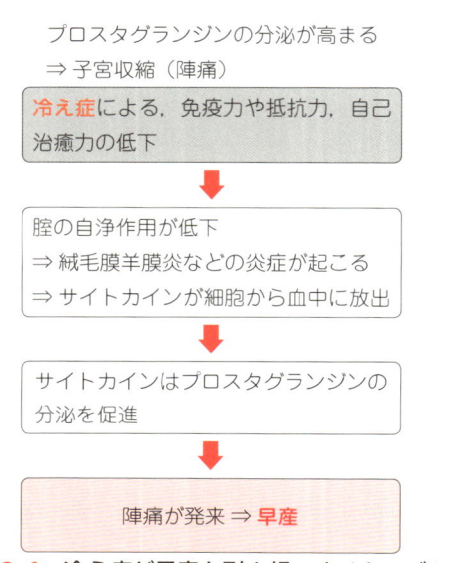

図 3-6 　冷え症が早産を引き起こすメカニズム

トカインが増加し，サイトカインは，プロスタグランジンの分泌を促します。プロスタグランジンの濃度が上がると，陣痛や子宮の収縮が起こって早産を引き起こします。

　つまり，冷え症による免疫力や抵抗力，自己治癒力の低下によって，腔の自浄作用が低下し，絨毛膜羊膜炎などの感染が起こると，細胞から血中にサイトカインが放出され，陣痛が発来し，早産になることが予測されます（図 3-6）。こうした，免疫力低下に起因するメカニズムについては，次の「前期破水との関連性」（3.3 節）で詳しく説明します。

3.3　前期破水との関連性

この研究は，中村ほか[4]をもとに述べます。

1）冷え症の有無と前期破水との関係

2,810 名を分析の対象としました。

前期破水であった 662 名（23.6％）のうち，冷え症である女性の割合は 348 名（52.6％），冷え症でない女性の割合は 314 名（47.4％）でした。またその有意確率は $p < 0.001$ で，妊娠中に冷え症がある女性の方が有意に前期破水を発症することが示唆されました。

2）冷え症が前期破水に与える影響

分析は，早産（3.2 節参照）と同様のステップで行いました。

> ● 分析のステップ ●
> Step 1：冷え症と前期破水の交絡因子を選出
> Step 2：傾向スコアを算出
> Step 3：冷え症が前期破水に与える影響を分析
> 　　　　① 傾向スコアを使用しない分析
> 　　　　② 傾向スコアを使用した共分散分析
> 　　　　③ 傾向スコアを使用した層別解析

その結果，傾向スコアによる調整前の冷え症である場合，そうでない場合と比較して，前期破水を発症する割合は 1.80 倍でした。傾向スコアを用いて交絡因子を調整した場合の共分散分析の結果は 1.67 倍，層別解析による結果は 1.69 倍でした。つまり，妊娠後半に冷え症である女性は，そうでない女性に比べて，**前期破水の発症率は約 1.7 倍**であることがわかりました（図 3-7）。

この結果は，共分散分析と層別解析の両方の分析方法においてほぼ同様の値であることから，その信頼性は高いと考えます。

また，本研究では，傾向スコアを用いて交絡因子の調整を行っています。このことで，交絡因子の影響を除去した場合の，冷え症がもたらす前期破水への影響を推定することができました。その結果，傾向スコアによる調整前のオッズ比★は 1.8 であり，調整後は 1.7 でした。つまり，いずれも調整前と調整後のオッズ比値との間に大きな差がなかったことから，冷え症と前期破水との因果効果において，交絡因子の影響力が小

★ オッズ比
ある事象の起こりやすさを 2 つの群で比較して示す，統計学的な尺度。本研究では，冷え症の場合，冷え症ではない場合と比較して前期破水を発症する割合が，傾向スコア調整前なら 1.8 倍になるということ。

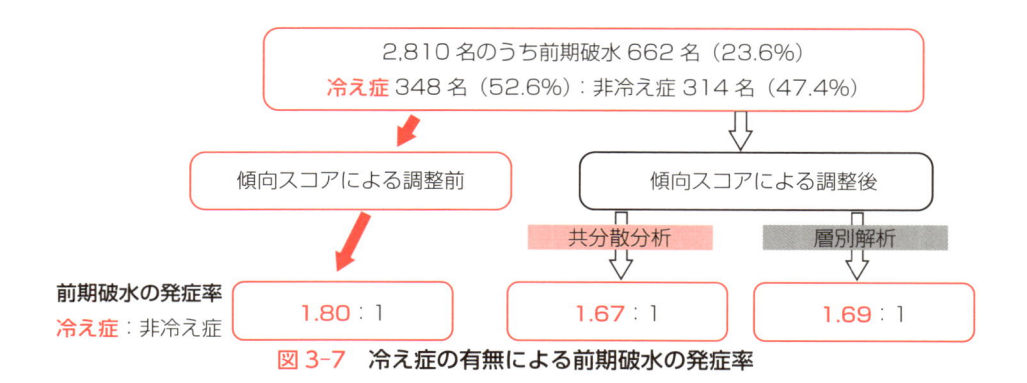

図 3-7　冷え症の有無による前期破水の発症率

さいことが考えられます。言い換えると，**冷え症が前期破水の重要な 1要因**であることが推測できるのではないでしょうか。

　いずれにしても，前期破水から始まる出産は，正常とは異なる経過を伴い，管理分娩を余儀なくされます。前期破水の予防のためにも，冷え症改善は重要であることが，この研究からわかりました。

　では，冷え症であることで，なぜ前期破水を発症しやすくなるのでしょうか。

　腟には，**自浄作用**があります。腟内の上皮細胞には，多量のグリコーゲンが含まれています。腟内の常在菌であるデーデルライン桿菌は，このグリコーゲンを乳酸に変える働きをしているので，通常，**腟内は常に酸性**に保たれています。そのため，雑菌や細菌などが腟内に入ってきても，自ら浄化する作用が働き，**感染を防いでいる**のです。

　ところが，冷え症，つまり，自律神経系の異常により免疫力が低下した状態（3.2 節参照）であると，この**免疫力の低下が腟内環境にも影響**を及ぼします。細菌や真菌の増殖の抑制が弱まることで，免疫力，自己治癒力が低下し，腟内酸性環境が弱まることが推察できます。

　あるいは，冷え症によるもう一つの影響として，免疫力の低下によって絨毛膜羊膜炎などの感染が起こると，炎症により好中球が集まり，**エラスターゼ**という酵素を放出し，このエラスターゼが卵膜のコラーゲンを溶かすことによって卵膜が破れ，前期破水を発症することが考えられます（**図 3-8**）。

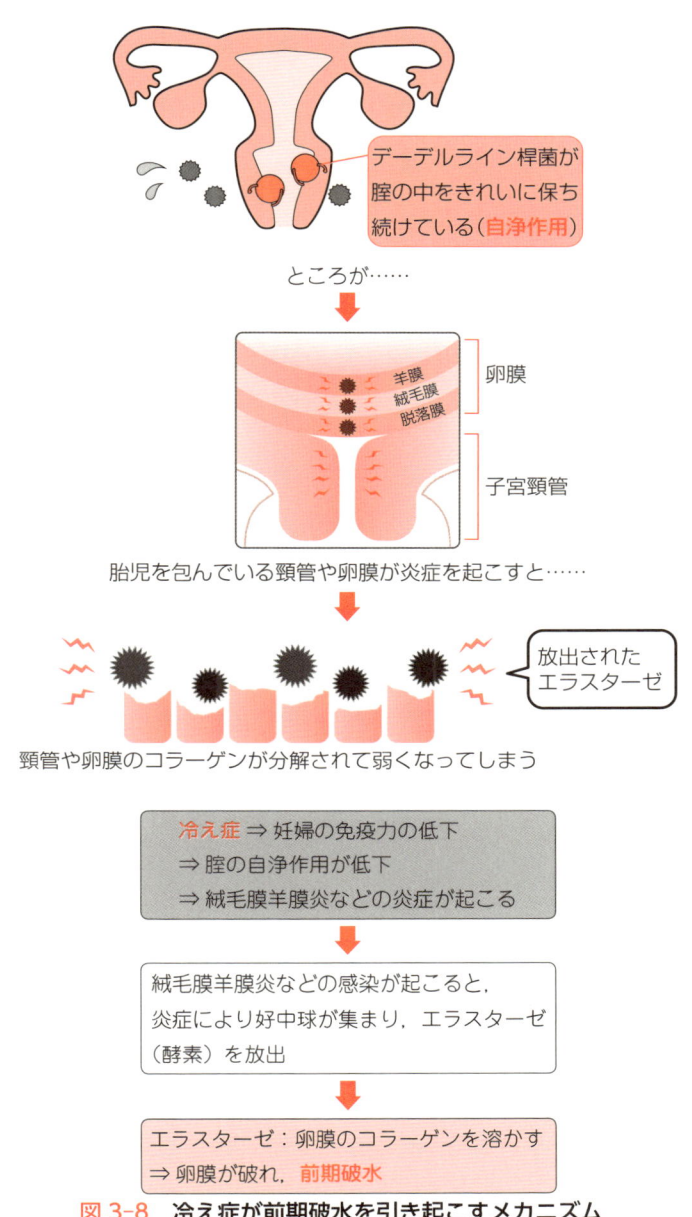

図 3-8　冷え症が前期破水を引き起こすメカニズム

3.4　微弱陣痛との関連性

この研究は，中村ほか[5]をもとに述べます。

1）冷え症の有無と微弱陣痛との関係

予定帝王切開では微弱陣痛は発症しないため，本研究では，2,810 名のうち，予定帝王切開を除く，2,540 名を分析の対象としました。

微弱陣痛であった 288 名（11.3％）のうち，冷え症である女性の割合

は 188 名（65.3％），冷え症でない女性の割合は 100 名（34.7％）でした。また，その有意確率は $p<0.001$ で，妊娠中に冷え症がある女性の方が有意に微弱陣痛になることが示唆されました。

2）冷え症が微弱陣痛に与える影響

分析は，早産（3.2 節参照）と同様のステップで行いました。

● **分析のステップ** ●

Step 1：冷え症と微弱陣痛の交絡因子を選出

Step 2：傾向スコアを算出

Step 3：冷え症が微弱陣痛に与える影響を分析

    ① 傾向スコアを使用しない分析

    ② 傾向スコアを使用した共分散分析

    ③ 傾向スコアを使用した層別解析

その結果，傾向スコアによる調整前の冷え症である場合，そうでない場合と比較して，微弱陣痛を発症する割合は 2.96 倍でした。傾向スコアを用いて交絡因子を調整した場合の共分散分析の結果は 2.00 倍，層別解析による結果は 2.11 倍でした（**図 3-9**）。

冷え症の有無によって，**微弱陣痛を発症する割合が約 2 倍**に高まることは驚くべき結果であり，3.1.1 項で紹介した熟練助産師らのもつ「冷えていると微弱陣痛を起こしやすい」という認識の正しさは，科学的に明らかになりました。

では，冷え症であることで，なぜ微弱陣痛になりやすいのでしょうか。

冷え症とは，前述のように，四肢の循環不全であり，自律神経の活動の異常で交感神経系が優位になった状態です。

自律神経系は，交感神経と副交感神経に分けられ，平滑筋，心筋，分泌腺をコントロールしています。

交感神経は，各種**平滑筋を弛緩**させる働きをし，内臓や皮膚の血管を収縮させる働きがあります。

微弱陣痛と深い関係がある「**子宮筋」は，平滑筋**です。そのため，分娩進行中において，自律神経系のうちの交感神経が優位に働くと，子宮筋が弛緩し，陣痛が弱まることが考えられます。

つまり，交感神経が優位である冷え症では，微弱陣痛を起こしやすいことが推察できます。さらに，冷え症は，血流循環不全の状態ですので，当然，子宮への血液循環も阻害されるために子宮自体の機能が低下する

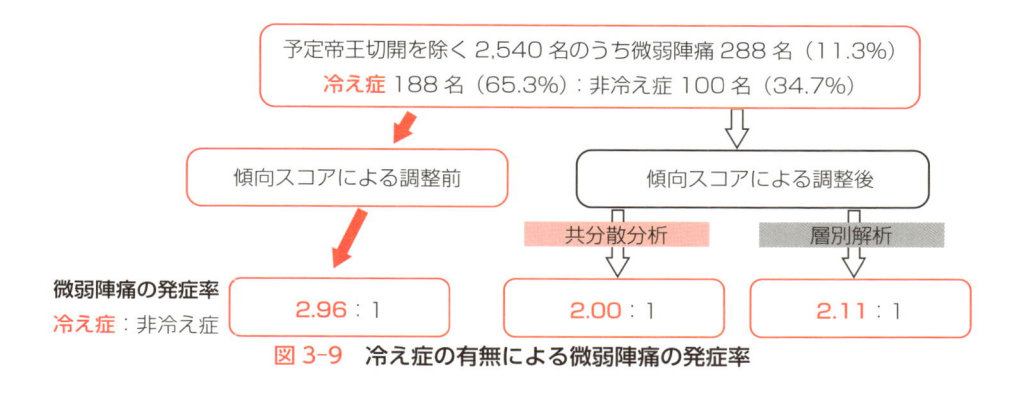

図 3-9　冷え症の有無による微弱陣痛の発症率

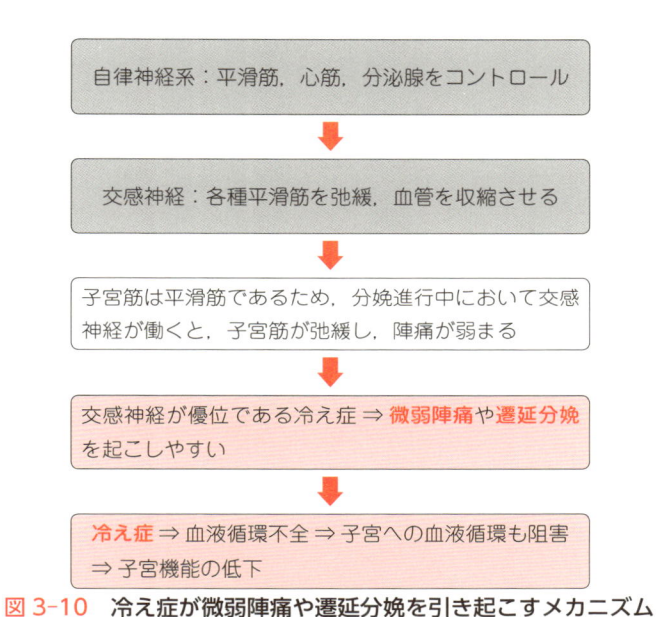

図 3-10　冷え症が微弱陣痛や遷延分娩を引き起こすメカニズム

　ことも，微弱陣痛の原因の一つとして考えられます（図3-10）。

3.5　遷延分娩との関連性

　この研究も，中村ほか[5]をもとに述べます。

1）冷え症の有無と遷延分娩との関係

　予定帝王切開では遷延分娩は発症しないため，本研究では，予定帝王切開を除く，2,540名を分析の対象としました。

　遷延分娩であった155名（6.1％）のうち，冷え症である女性の割合は105名（67.7％），冷え症でない女性の割合は50名（32.3％）でした。ま

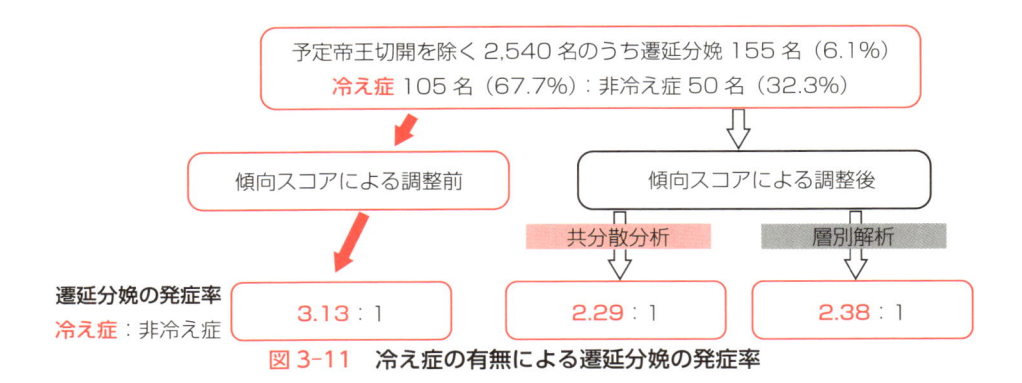

予定帝王切開を除く 2,540 名のうち遷延分娩 155 名（6.1%）
冷え症 105 名（67.7%）：非冷え症 50 名（32.3%）

傾向スコアによる調整前

傾向スコアによる調整後

共分散分析

層別解析

遷延分娩の発症率
冷え症：非冷え症

3.13：1

2.29：1

2.38：1

図 3-11　冷え症の有無による遷延分娩の発症率

た，その有意確率は $p < 0.001$ で，妊娠中に冷え症がある女性の方が有意に遷延分娩になることが示唆されました。

2）冷え症が遷延分娩に与える影響

分析は，早産（3.2 節参照）と同様のステップで行いました。

● 分析のステップ ●
Step 1：冷え症と遷延分娩の交絡因子を選出
Step 2：傾向スコアを算出
Step 3：冷え症が遷延分娩に与える影響を分析
　　　　① 傾向スコアを使用しない分析
　　　　② 傾向スコアを使用した共分散分析
　　　　③ 傾向スコアを使用した層別解析

その結果，傾向スコアによる調整前の冷え症である場合，そうでない場合と比較して，遷延分娩を発症する割合は 3.13 倍でした。傾向スコアを用いて交絡因子を調整した場合の共分散分析の結果は 2.29 倍，層別解析による結果は 2.38 倍でした。冷え症の有無によって，**遷延分娩を発症する割合が約 2 倍以上**に高まることが推定されました（図 3-11）。

遷延分娩は，微弱陣痛の結果，起こることもあれば，微弱陣痛と診断されない範囲内での，分娩進行に有効でない陣痛の場合に発症することもあります。そのため，微弱陣痛と比較すると，冷え症であることの影響が少し高い結果になっていると考えられます。また，冷え症であることで，遷延分娩を発症しやすくなる理由については，微弱陣痛と同様のことがいえると思います（図 3-10 参照）。

この研究は，Nakamura and Horiuchi[6]をもとに述べます。

1）冷え症の有無と弛緩出血との関係

帝王切開では弛緩出血は発症しないため，本研究では，帝王切開を除く 2,427 名を分析の対象としました。

弛緩出血を発症した 613 名（25.3％）のうち，冷え症がある女性の割合は 343 名（56.0％），冷え症でない女性の割合は 270 名（44.0％）でした。

2）冷え症が弛緩出血に与える影響

分析は，早産（3.2 節参照）と同様のステップで行いました。

● 分析のステップ ●

Step 1：冷え症と弛緩出血の交絡因子を選出

Step 2：傾向スコアを算出

Step 3：冷え症が弛緩出血に与える影響を分析

① 傾向スコアを使用しない分析

② 傾向スコアを使用した共分散分析

③ 傾向スコアを使用した層別解析

その結果，傾向スコアによる調整前の冷え症である場合，そうでない場合と比較して，弛緩出血を発症する割合は，2.13 倍でした。

ところが，傾向スコアを用いて交絡因子を調整した場合の共分散分析の結果は，わずか 1.22 倍であり，冷え症の有無での統計学的に有意な差はみられませんでした（$p = 0.07$，95％CI 0.98〜1.50）。

さらに，層別解析による結果は 1.29 倍であり，こちらも，統計学的には $p = 0.02$，95％CI 1.04〜1.59 と有意差はあるものの，共分散分析での値ときわめて近似していました（図 3-12）。

つまり，弛緩出血では，冷え症の影響力は限りなくゼロに近いことが考えられました。したがって，冷え症が弛緩出血に及ぼす直接的な影響はほとんどみられないことが推定できました。

考えられる理由としては，交感神経の作用の一つに，平滑筋を弛緩させる働きがあることから，冷え症，すなわち自律神経活動の異常で交感神経が優位になることにより，子宮筋が弛緩し，その結果，微弱陣痛・遷延分娩が発生し（3.4，3.5 節参照），弛緩出血につながったことが推定

できます。

　以上から，**弛緩出血は，微弱陣痛や遷延分娩の 2 次的な影響**であると推察されることから，冷え症を予防することで，微弱陣痛や遷延分娩を回避する一助となることが推定され，その結果，弛緩出血の回避につながる可能性が考えられます。

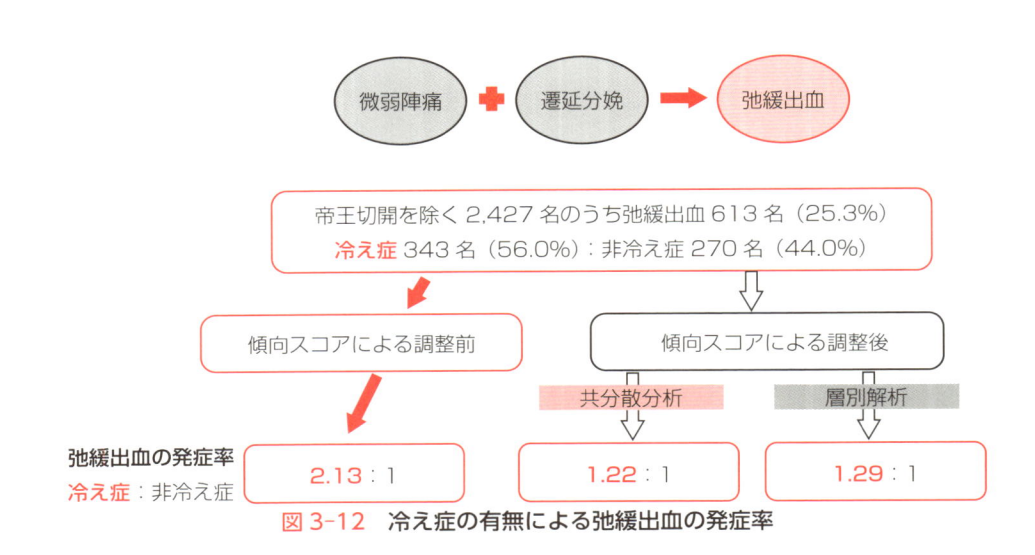

図 3-12　冷え症の有無による弛緩出血の発症率

3.7　5 つの異常分娩との関連性

　冷え症と，早産，前期破水，微弱陣痛，遷延分娩，弛緩出血という 5 つの異常分娩についての傾向スコアを使用した因果効果の研究では，冷え症の有無における早産の割合は約 3.4 倍，前期破水は約 1.7 倍，微弱陣痛は約 2.1 倍，遷延分娩は約 2.3 倍でした。これにより，**冷え症は，見逃**

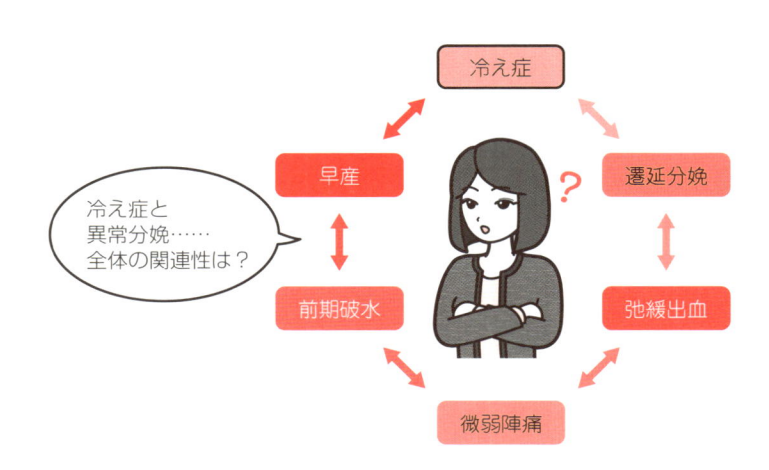

すことのできない重要な症状であることがわかりました。

一方で，これらの分析は，あくまでも冷え症と各々の異常分娩の2者間の関係にとどまっており，全体の関係性は明確ではありません。

そこで，以下に示す研究では，同じデータを使用し，冷え症，早産，前期破水，微弱陣痛，遷延分娩，弛緩出血の**全体の関連性について分析**を行いました。

中村・堀内[7]をもとに述べていきます。

3.7.1 研究方法

2,810名を分析の対象としました。調査場所および対象の条件は，**表3-1**のとおりです。

3.7.2 結果

冷え症の有無では，冷え症であった女性は1,167名（41.5%）で，冷え症でなかった女性は1,643名（58.5%）でした（**図3-4**参照）。

各異常分娩の発症の有無では，早産であった女性は110名（3.9%），前期破水であった女性は662名（23.6%），微弱陣痛であった女性は予定帝王切開を除く2,540名中288名（11.3%），遷延分娩であった女性は同じく2,540名中155名（6.1%）でした。また，帝王切開を除く2,427名のうち，弛緩出血であった女性は613名（25.3%）でした（**表3-2**）。

分析は，冷え症と，異常分娩である5因子（早産，前期破水，微弱陣痛，遷延分娩，弛緩出血）を観測変数（直接的に測定された変数）として，構造方程式モデリング[★1]を施行し，各因子間の関係性をパス図で示しました（**図3-13**）。

冷え症と，5つの異常分娩との関係性をみてみると，冷え症から早産へのパス係数[★2]は 0.11（$p < 0.001$），前期破水へのパス係数は 0.12（$p <$

表3-2　異常分娩の発症率（$n = 2,810$）

異常分娩	人数（発症率）
早産	110名（3.9%）
前期破水	662名（23.6%）
微弱陣痛	288名（11.3%）*
遷延分娩	155名（6.1%）*
弛緩出血	613名（25.3%）**

＊：予定帝王切開を除く2,540名中。
＊＊：帝王切開を除く2,427名中。

★ 構造方程式モデリングの適合度指標
GFI (goodness of fit index；適合度指標)
AGFI とともに，推定モデル（パス図）が飽和モデルにどれだけ近い説明力があるか，つまり，適合度のよさを示す指標。一般的には，0.9 以上で適合度がよいモデルとされる。

AGFI (adjusted GFI；修正 GFI)
一般的には，0.9 以上で適合度がよいモデルとされる。
GFI≧AGFI が望ましい。

CFI (comparative fit index)
構造方程式モデリングが独立モデルから飽和モデルまでの間のどの辺りに位置するかを表す。1 に近いほど望ましく，0.9 以上でよいモデルといわれている。

RMSEA (root mean square error of approximation)
値は小さいほど望ましく，一般的には，0.05 以下でよいモデルとされる。

χ^2 値÷自由度
構造方程式モデリング全体の評価指標。小さいほど望ましい。有意でなければモデルは棄却されない（採択される）が，有意であっても問題ない。

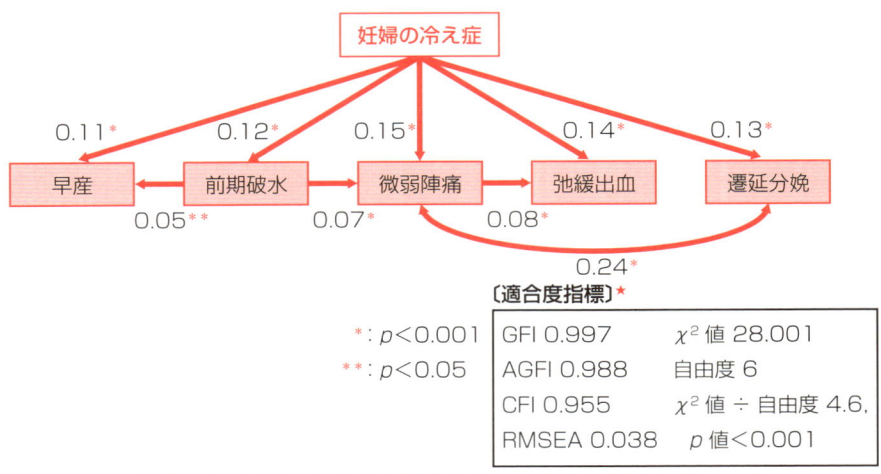

図 3-13　妊婦の冷え症と異常分娩との構造方程式モデリング

0.001)，微弱陣痛へのパス係数は 0.15（$p < 0.001$），弛緩出血へのパス係数は 0.14（$p < 0.001$），遷延分娩へのパス係数は 0.13（$p < 0.001$）であり，いずれも正の影響を与えていることがわかりました。

また，前期破水から早産へのパス係数は 0.05（$p < 0.05$），前期破水から微弱陣痛へのパス係数は 0.07（$p < 0.001$），微弱陣痛から弛緩出血へのパス係数は 0.08（$p < 0.001$）でした。加えて，微弱陣痛と遷延分娩の誤差間のパス係数は 0.24（$p < 0.001$）であり，**相互に影響**を及ぼし合っていました。

以上の結果から，次のことがわかりました。

- 冷え症は，早産，前期破水，微弱陣痛，遷延分娩，弛緩出血のすべてに影響を与えている。
- 前期破水は早産および微弱陣痛に，微弱陣痛は弛緩出血に影響を与えている。
- 微弱陣痛と遷延分娩は，相互に影響し合っている。

これはまさに「**冷え症スパイラル**」ともいうべき状態であり，**この悪循環をどう断ち切るか**が大きな課題です。

構造方程式モデリングの結果，**最も影響力が大きいのは冷え症である**ことから，冷え症の予防により，**各異常分娩を同時に予防する相乗効果**もあると推測できます。

近年，日本では，出産年齢の高齢化は上昇の一途を辿っています。

社会一般においても，高齢出産のはらむリスクが大きいというのは衆知のことであり，周産期医療においては，日本産科婦人科学会の定義では，35歳以上の初産婦を，「高年初産婦」とし，高齢初産は分娩時に異常をきたすリスク因子であるとしています。

このように，異常分娩のリスク因子として問題視されている高齢出産ですが，はたして，出産年齢の高齢化と冷え症および異常分娩発症との間に関連性はあるのでしょうか。

この研究では，冷え症と異常分娩でデータ収集をしたとき（3.1～3.7節参照）と同じデータを使用して，妊婦の高齢化が，冷え症と，早産，前期破水，微弱陣痛，遷延分娩，弛緩出血に与える影響について分析を行いました。

Nakamura and Horiuchi[8]をもとに述べていきます。

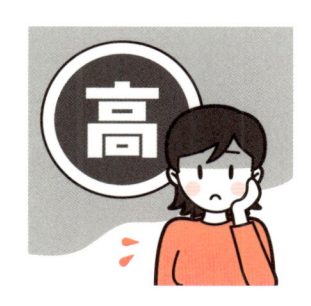

3.8.1 研究方法

2,810名を分析の対象としました。調査場所および対象の条件は，表3-1のとおりです。

3.8.2 結　　果

対象の年齢は16～45歳で，平均年齢は32.7歳（SD 4.6）でした。

年齢階層別では，35歳未満の妊婦は1,783名（63.5%），35～39歳の妊婦は870名（31.0%），40歳以上の妊婦は157名（5.6%）でした。

a. 妊婦の年齢と冷え症・合併症の有無

冷え症の有無を年齢階層別にみると，35歳未満の妊婦では762名

表 3-3　年齢階層別の妊婦の冷え症・合併症の有無 （n＝2,810）

妊婦の年齢	冷え症あり	合併症あり
35 歳未満 1,783 名（63.5%）	762 名（42.7%）	595 名（33.4%）
35〜39 歳　870 名（31.0%）	346 名（39.8%）	413 名（47.5%）
40 歳以上　157 名　（5.6%）	59 名（37.6%）	90 名（57.3%）

（42.7%），35〜39 歳の妊婦では 346 名（39.8%），40 歳以上の妊婦では 59 名（37.6%）が冷え症で，年齢階層別における冷え症の割合の値は，3 群とも 40% 前後でした。

　妊娠時の合併症の有無では，35 歳未満の妊婦では 595 名（33.4%），35〜39 歳の妊婦では 413 名（47.5%），40 歳以上の妊婦では 90 名（57.3%）に合併症があり，年齢が高くなるほど合併症のある割合が高値でした（表 3-3）。

b. 冷え症の有無と異常分娩の発症率

1) 早　産

　妊娠後半の冷え症の有無により，早産になる割合は，35 歳未満の妊婦 1,783 名では 3.09 倍，35〜39 歳の妊婦 870 名では 3.51 倍，40 歳以上の妊婦 157 名では 5.09 倍と，年齢が高くなるに伴い，その発症率も高くなります（図 3-14）。特に，40 歳以上では非常に高くなっており，早産は冷え症と高齢の影響を如実に受けることがわかります。

2) 前期破水

　妊娠後半の冷え症の有無により，前期破水を発症する割合は，35 歳未満の妊婦 1,783 名では 1.90 倍，35〜39 歳の妊婦 870 名では 1.25 倍，40 歳以上の妊婦 157 名では 1.60 倍でした（図 3-15）。この結果をみると，前期破水に関しては，年齢による影響はあまりないようです。

3) 微弱陣痛

　妊娠後半の冷え症の有無により，微弱陣痛を発症する割合は，35 歳未満の妊婦 1,783 名では 2.08 倍，35〜39 歳の妊婦 870 名では 2.94 倍，40 歳以上の妊婦 157 名では 7.02 倍と，年齢が高くなるに伴い，その発症率も高くなります（図 3-16）。特に，40 歳以上では非常に高くなっており，微弱陣痛は冷え症と高齢の影響を如実に受けることがわかります。

4) 遷延分娩

　妊娠後半の冷え症の有無により，遷延分娩を発症する割合は，35 歳未

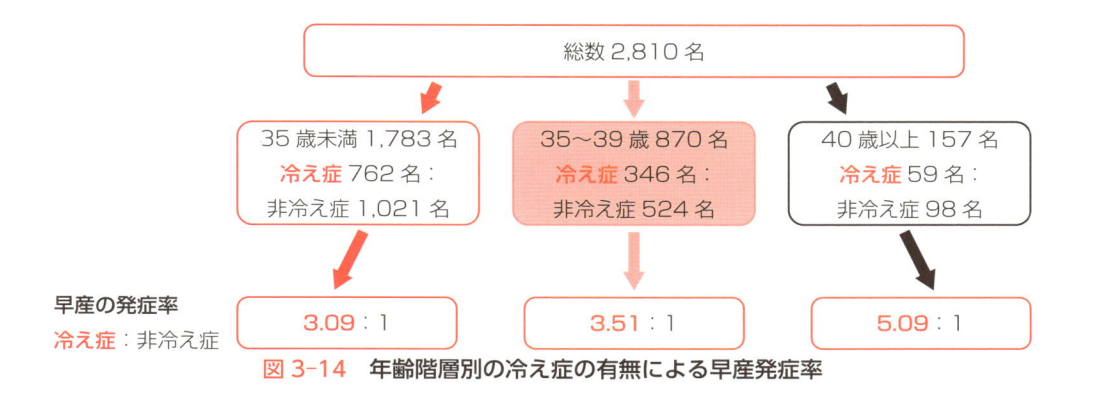

早産の発症率
冷え症：非冷え症

図 3-14　年齢階層別の冷え症の有無による早産発症率

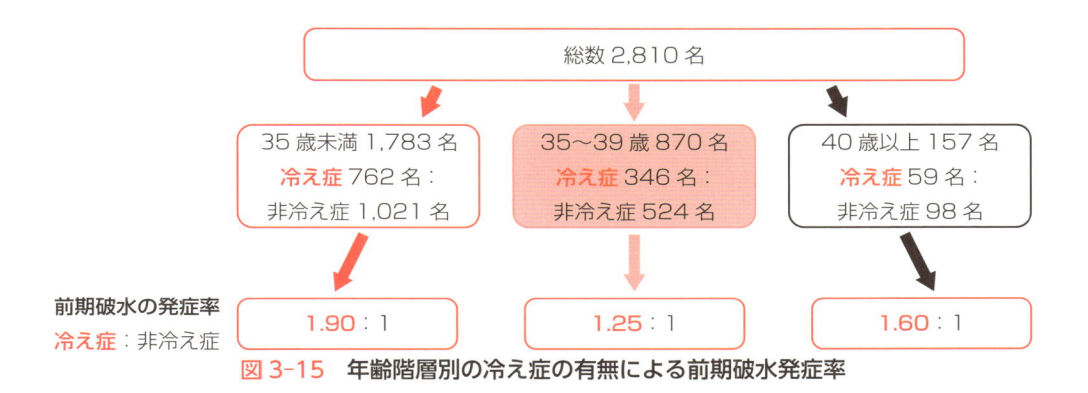

前期破水の発症率
冷え症：非冷え症

図 3-15　年齢階層別の冷え症の有無による前期破水発症率

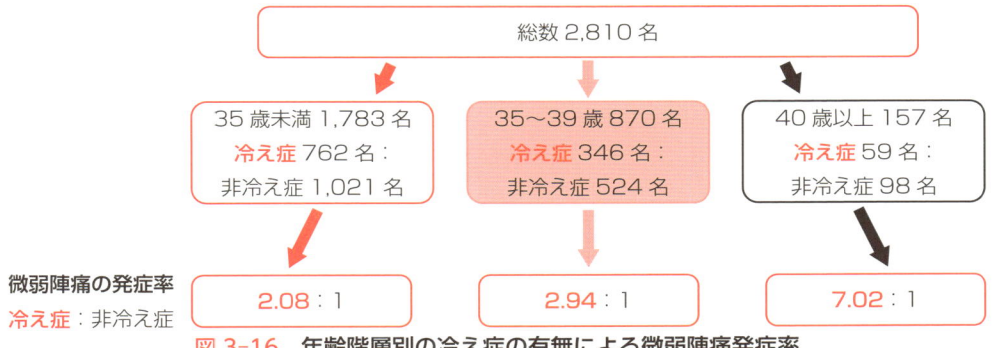

微弱陣痛の発症率
冷え症：非冷え症

図 3-16　年齢階層別の冷え症の有無による微弱陣痛発症率

満の妊婦 1,783 名では 2.24 倍，35〜39 歳の妊婦 870 名では 2.56 倍，40 歳
以上の妊婦 157 名では 7.19 倍と，年齢が高くなるに伴い，その発症率も
高くなります（図 3-17）。特に 40 歳以上では非常に高くなっており，
微弱陣痛と同様に，**遷延分娩は冷え症と高齢の影響を如実に受ける**こと
がわかります。

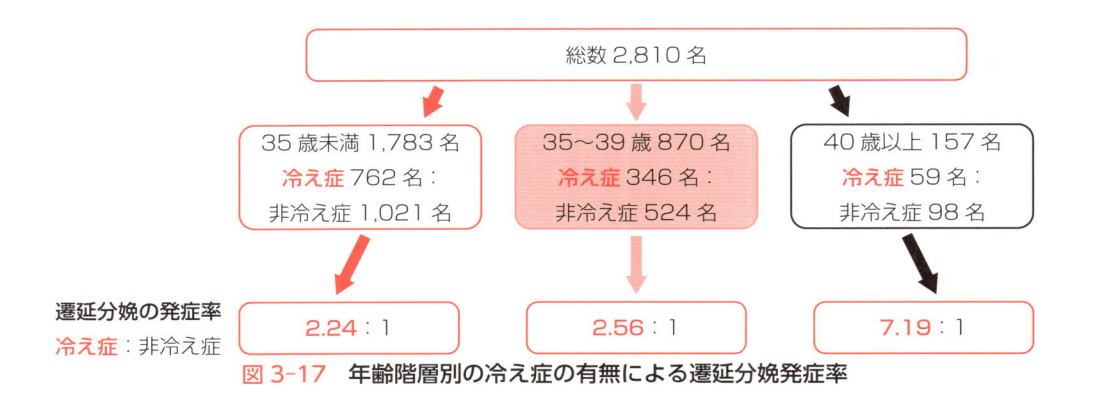

遷延分娩の発症率
冷え症：非冷え症

図 3-17　年齢階層別の冷え症の有無による遷延分娩発症率

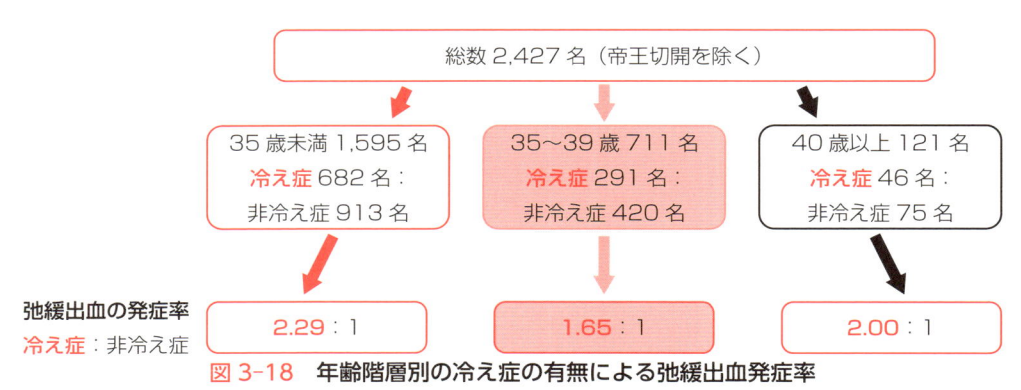

弛緩出血の発症率
冷え症：非冷え症

図 3-18　年齢階層別の冷え症の有無による弛緩出血発症率

5）弛緩出血

　帝王切開では弛緩出血は発症しないため，この分析では，帝王切開を除く 2,427 名を対象としました。

　妊娠後半の冷え症の有無により，弛緩出血を発症する割合は，35 歳未満の妊婦 1,595 名では 2.29 倍，35〜39 歳の妊婦 711 名では 1.65 倍，40 歳以上の妊婦 121 名では 2.00 倍でした（図 3-18）。この結果をみると，弛緩出血に関しては，年齢による影響はあまりないようです。

　以上より，冷え症であることそのものが異常分娩を起こすリスク因子ではあるものの，特に高齢化の影響が高かったのは，早産，微弱陣痛，遷延分娩でした。また，特にこれらは，40 歳以上ではリスクが非常に高くなることから，注意が必要であることが示唆されます。

引用・参考文献

1) Rosenbaum, P. R., Rubin, D. B.(1983)：Assessing sensitivity to an unobserved binary covariate in an observational study with binary outcome. *Journal of the Royal Statistical Society, Ser. B*, 45(2)：212-218.

2) 中村幸代，堀内成子，柳井晴夫（2014）：傾向スコアによる交絡調整を用いた妊婦の冷え症と早産の関連性．日本公衆衛生雑誌．59(6)：381-389.

3) 三浦友美，交野好子，住本和博，他（2001）：青年期女子の「冷え」の自覚とその要因に関する研究．母性衛生，42(4)：784-789.

4) 中村幸代，堀内成子，桃井雅子（2012）：妊婦の冷え症と前期破水における因果効果の推定―傾向スコアによる交絡因子の調整―．日本助産学会誌，26(2)：190-200.

5) 中村幸代，堀内成子，柳井晴夫（2013）：妊婦の冷え症と微弱陣痛・遷延分娩との因果効果の推定―傾向スコアによる交絡因子の調整―．日本看護科学会誌，33(4)：3-12.

6) Nakamura, S., Horiuchi, S.(2018)：Is heisho in pregnant women a risk factor for postpartum haemorrhage. *NZCOM Journal*, 54：38-43.

7) 中村幸代，堀内成子（2013）：妊婦の冷え症と異常分娩との関係性．日本助産学会誌，27(1)：94-99.

8) Nakamura, S., Horiuchi, S.(2013)：Relationship between advanced maternal age, hiesho (sensitivity to cold)and abnormal delivery in Japan. *Open Nursing Journal*, 7(1)：142-148.

4.1 研究の目的

　妊娠は女性にとって貴重な体験であり，マタニティライフを快適に過ごすことは重要です。

　妊娠中によく起こる不快症状として，腰痛や頭痛，便秘，疲労感といったものがあり，こうした症状を**マイナートラブル**と呼びます。

　マイナートラブルは，ホルモンバランスの変化によって起こるものや，子宮の増大や体重の増加に伴って起こるものなど，その**発症機序はさまざま**です。

　では，妊婦の冷え症とマイナートラブルの発症には，関係があるのでしょうか。もし，関係があるのであれば，冷え症を改善することで，マイナートラブルを軽減することができるかもしれません。症状をゼロにするのは難しいにせよ，少しでも快適なマタニティライフを送ることが可能になりますね。

　中村[1]をもとに，妊婦の冷え症とマイナートラブルの発症に関係があるのか，みていきます。

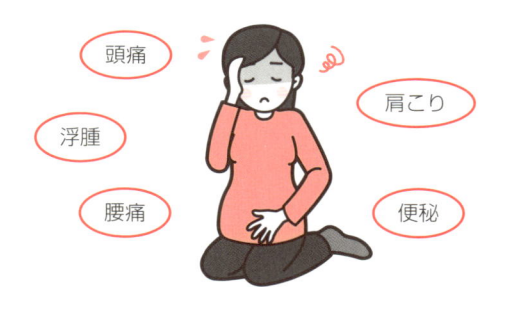

1）研究の対象

研究の対象は，下記のように設定しました。

・体温が安定する，妊娠 20 週以降の正常経過の妊婦

・体温に影響を及ぼすような合併症（内分泌疾患，自律神経障害，高血圧，心疾患，肝疾患，腎疾患，精神疾患など）がないこと

・日本人女性（外国人女性には冷え症の概念がないため）

2）データ収集方法

★ Likert 尺度
アンケートなどで，ある項目に対して「全く満足していない」〜「非常に満足している」のように，多段階の選択肢を用いて回答をしてもらう設問形式のこと。

データ収集方法は，自記式質問紙で，質問紙は，西洋医学および東洋医学の文献を参考に筆者が作成しました。

調査したマイナートラブルは 20 項目で，データの測定には 5 段階の Likert 尺度★を使用しました。分析は，冷え症と異常分娩である 5 因子（早産，前期破水，微弱陣痛，遷延分娩，弛緩出血）を観測変数（直接的に観察された変数）として，構造方程式モデリングを施行し，各因子間

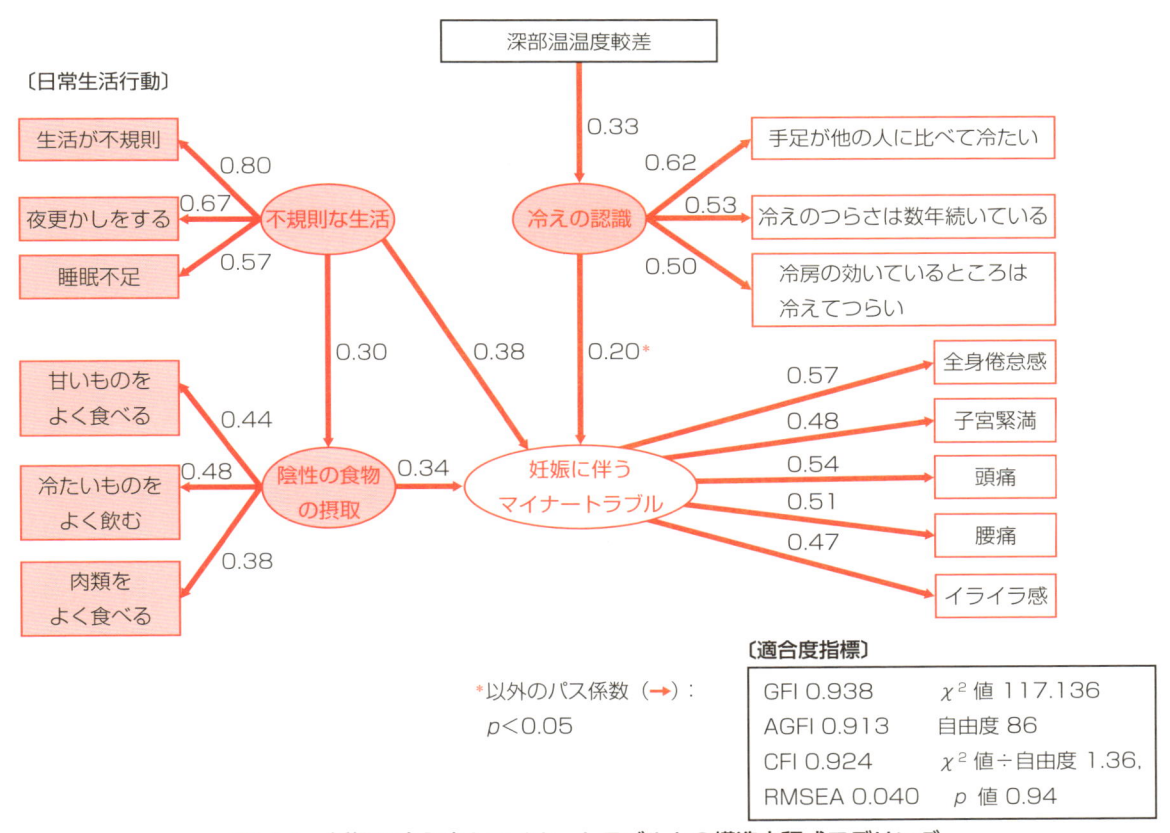

*以外のパス係数（→）：$p<0.05$

〔適合度指標〕

GFI 0.938	χ^2 値 117.136
AGFI 0.913	自由度 86
CFI 0.924	χ^2 値÷自由度 1.36,
RMSEA 0.040	p 値 0.94

図 4-1　**妊婦の冷え症とマイナートラブルとの構造方程式モデリング**

の関係性をパス図で示しました（図4-1）。

4.3 結　　果

230名を分析の対象としました。

「深部温温度較差」を観測変数（直接的に測定された変数），「冷えの認識（自覚）」「妊娠に伴うマイナートラブル」「不規則な生活」「陰性の食物の摂取」の4項目を潜在変数（直接的に観察されていない，仮定上の変数）として，この5項目の関係性を分析しました。

その結果，4つの潜在変数と，観測変数である「深部温温度較差」の関係をみてみると，「深部温温度較差」は「冷えの認識」に正の影響を与えており（パス係数 $\beta = 0.33$, $p < 0.001$），「冷えの認識」は「妊娠に伴うマイナートラブル」に弱い正の影響を与えていました（ $\beta = 0.20$, $p = 0.055$）。

さらに，「妊娠に伴うマイナートラブル」は，「不規則な生活」から直接的な正の影響と（ $\beta = 0.38$, $p = 0.001$），体を冷やすとされる「陰性の食物の摂取」を介した間接的な正の影響を受けていました。

不規則な生活 → 陰性の食物の摂取： $\beta = 0.30$, $p = 0.034$

陰性の食物の摂取 → 妊娠に伴うマイナートラブル：

$$\beta = 0.34, \quad p = 0.038$$

つまり，「冷えの認識」と「妊娠に伴うマイナートラブル」では，冷えの認識（自覚）が強いほど，冷え症に関連した妊娠に伴うマイナートラブルも大きくなる可能性があることがわかりました。

ちなみに，「妊娠に伴うマイナートラブル」と「日常生活行動」では，「不規則な生活」を送ることは，妊娠に伴うマイナートラブルを大きくするとともに，「陰性の食物の摂取」に影響を与えます。

さらに，「陰性の食物の摂取」は，妊娠に伴うマイナートラブルを悪化させることもわかりました。

つまり，「不規則な生活」を送ることは，直接的および間接的に（「陰性の食物の摂取」を介して），妊娠に伴うマイナートラブルを大きくする可能性があることも示唆されました。

以上より，妊婦の冷え症は，妊娠に伴うマイナートラブル（全身倦怠感，子宮緊満，頭痛，腰痛，イライラ感）を悪化させることが判明しました。したがって，冷え症を改善することで，妊娠に伴うマイナートラブルの改善につながることも期待できると考えられます。

詳しくは次の章で述べますが，中村・堀内[2]の研究では，冷え症の妊

婦を対象として，「レッグウォーマーの着用」「エクササイズの実施」「ツボ押し」を4週間，行ってもらいました。

　その結果，実施しなかった群と比較すると，実施した群の冷え症は有意に改善し，それと比例して，「肩こり」「腰痛」「便秘」「イライラ感」「頭痛」「下肢の浮腫」の6項目で有意な改善が認められました（$p<0.05$）。

引用・参考文献

1）中村幸代（2008）：冷え症のある妊婦の皮膚温の特徴，および日常生活との関連性．日本看護科学会誌，28(1)：3-11.
2）中村幸代，堀内成子（2016）：妊婦のセルフケアプログラム「冷え症改善パック」のマイナートラブルへの効果：ランダム化比較試験．日本助産学会誌，30(3)：467.

第5章 ····· 日常生活と冷え症

5.1 研究の目的

冷え症が妊産婦にさまざまな影響を与えていることを説明してきました。そうすると，次なる疑問は，「冷え症は改善できるのか」ということではないでしょうか。

この章では，冷え症である妊婦を対象に，セルフケアを実施し，冷え症が改善できるかを調べた研究[1]をもとに説明していきます。

この研究の目的は，冷え症である正常経過の妊婦を対象に，異常分娩のリスク因子である冷え症を軽減するために作成したセルフケアプログラム「【自宅でできる】冷え症改善パック」の有効性を評価することです。

5.2 研究方法

1) 研究デザイン

研究デザインは，ランダム化比較試験（randomized controlled trial；RCT）です。

評価のバイアス（偏り）を避け，客観的に治療効果を評価することを目的とするもので，介入効果を検討する上できわめて妥当性が高いとされている研究方法です。

研究で比較検討しようとする介入について，対象者がどちらの群かをランダムに決める（研究者が決めない）ことによって，有利・不利を極力少なくし，治療など，介入の効果がわかるようにしよう，という方法です。ランダム化によって，介入を受ける人の年齢，生活背景，既往歴や合併症など，すなわち，交絡因子を，介入群と対照群に公平に分けられることになります（図 5-1）。

2) 研究の対象

冷え症の自覚がある，妊娠28〜33週の正常経過の日本人妊婦を対象と

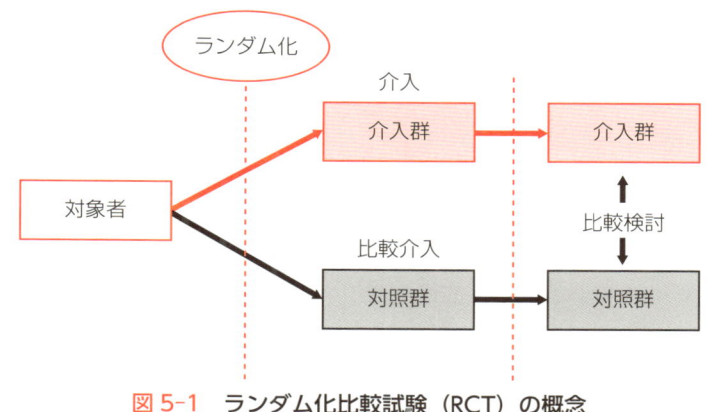

図 5-1　ランダム化比較試験（RCT）の概念

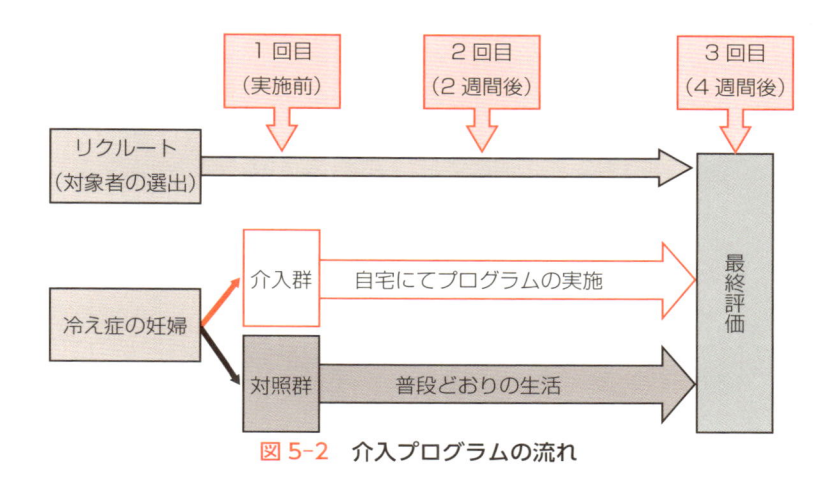

図 5-2　介入プログラムの流れ

しました。

3) 介入プログラム

　介入群には，web アプリケーションをサポートツールとして使用した「冷え症改善パック」を 4 週間，実施してもらいました（**図 5-2**）。この web アプリケーションの詳細は，章末のコラムで紹介します。

　「冷え症改善パック」の内容は，下記のとおりです。

　① レッグウォーマーの着用，② エクササイズの実施，③ ツボ押し。この 3 つのプログラムを「冷え症改善パック」と称し，介入群の妊婦に 4 週間，実施してもらいました。

　一方，対照群には，妊婦の冷え症が分娩に与える影響について書かれたパンフレットを渡し，普段どおりの生活を実施してもらうのみとしました。

　では，パックの中身を具体的にみてみましょう。なお，これらを使っ

たケアの詳細については，「応用編」で紹介します。

① レッグウォーマーの着用

介入群の妊婦には，同様のレッグウォーマーを渡し，毎日着用しても
らいました。使用したのは，日本製の天然繊維で，肌に負担のない素材
でできており，内側が絹，外側が綿の二重編みになっているものです。

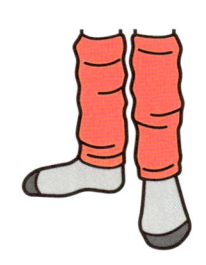

②「妊婦のための冷えとりエクササイズ」の実施

この研究のために，妊産婦への指導を専門とするインストラクターの
協力のもと，開発しました。かかとの上げ下げによるふくらはぎのスト
レッチ，足首・骨盤・肩甲骨まわり・手首・足指のエクササイズ，首回
し，手の指先のエクササイズの8動作からなるもので，毎日実施しても
らいました。

なお，このエクササイズをたくさん行ったとしても，早産や前期破水
につながる可能性はきわめて低いとされていますが，この研究では念の
ため，エクササイズ実施前や途中で子宮緊満が頻回な場合には中止して
もらいました。

③ ツボ押し

刺激するツボ（経穴けいけつ）としては，一般的に，「三陰交さんいんこう」がよいというの
を，よく耳にすると思います。三陰交とは，東洋医学でいう経路けいらく（気・
血・水の循環経路）のうち，肝経，脾経，腎経の3つが交わる点を指し
ます（内くるぶしから指幅4本上の位置）。この1つのツボで3つの経絡
の効果が得られ，女性特有の症状に特に効果が出るため，「婦人の三里さんり」
ともいわれています（図 5-3）。

この研究でも，「三陰交」をツボ押し実施の場所として検討したのです
が，三陰交のツボ押しは，体の深いところにじっくりと作用するため，
妊娠初期の人には刺激が強すぎる場合があります。

この研究の対象は，妊娠初期の人ではないのですが，安全性を考える
とともに，わかりやすくて押しやすい場所であることから継続性につな
がることも期待して，足底にある「湧泉ゆうせん」に設定し，毎日実施してもら

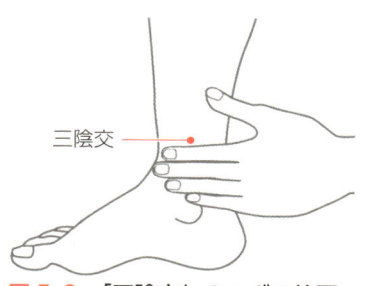

図 5-3 「三陰交」のツボの位置

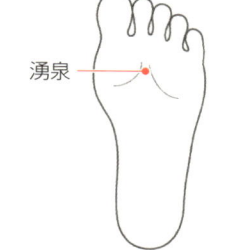

図 5-4 「湧泉」のツボの位置

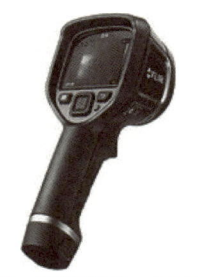

写真 5-1 赤外線サーモグラフィ FLIR E8（フリアーシステムズジャパン社）

いました。

　湧泉とは，足の少陰腎経にあり，足底中央の前方陥中，つまり，足指を屈すると最も陥凹するところに位置します（図 5-4）。漢字表記からもわかるように，刺激すれば泉のように元気が湧いてくるとされる場所で，**自律神経の乱れを調整**する働きがあります。したがって，「冷え症」には効果が期待できるツボなのです。

4) 実施状況の評価

　実施状況は，前述の，筆者ら研究者が作成した専用 web アプリケーションで，毎日，自己評価してもらいました。

5) 介入結果の評価

　実施前，実施 2 週間後，実施 4 週間後に，赤外線サーモグラフィ FLIR E8（フリアーシステムズジャパン社：**写真 5-1**）を使用して，四肢の体温を測定しました。また，並行して，自記式質問紙により，冷え症の自覚も調査しました。

5.3　結　　果

　総リクルート数 185 名のうち，150 名が研究参加に同意しました。そして，最終的に介入群 73 名，対照群 67 名，合計 140 名を分析の対象としました（図 5-5）。

　プログラムの実施状況の平均は，

① レッグウォーマーの着用：14.2 時間/日

②「妊婦のための冷えとりエクササイズ」の実施：1.3 回/日

③「湧泉」のツボ押し：1.4 回/日

でした。

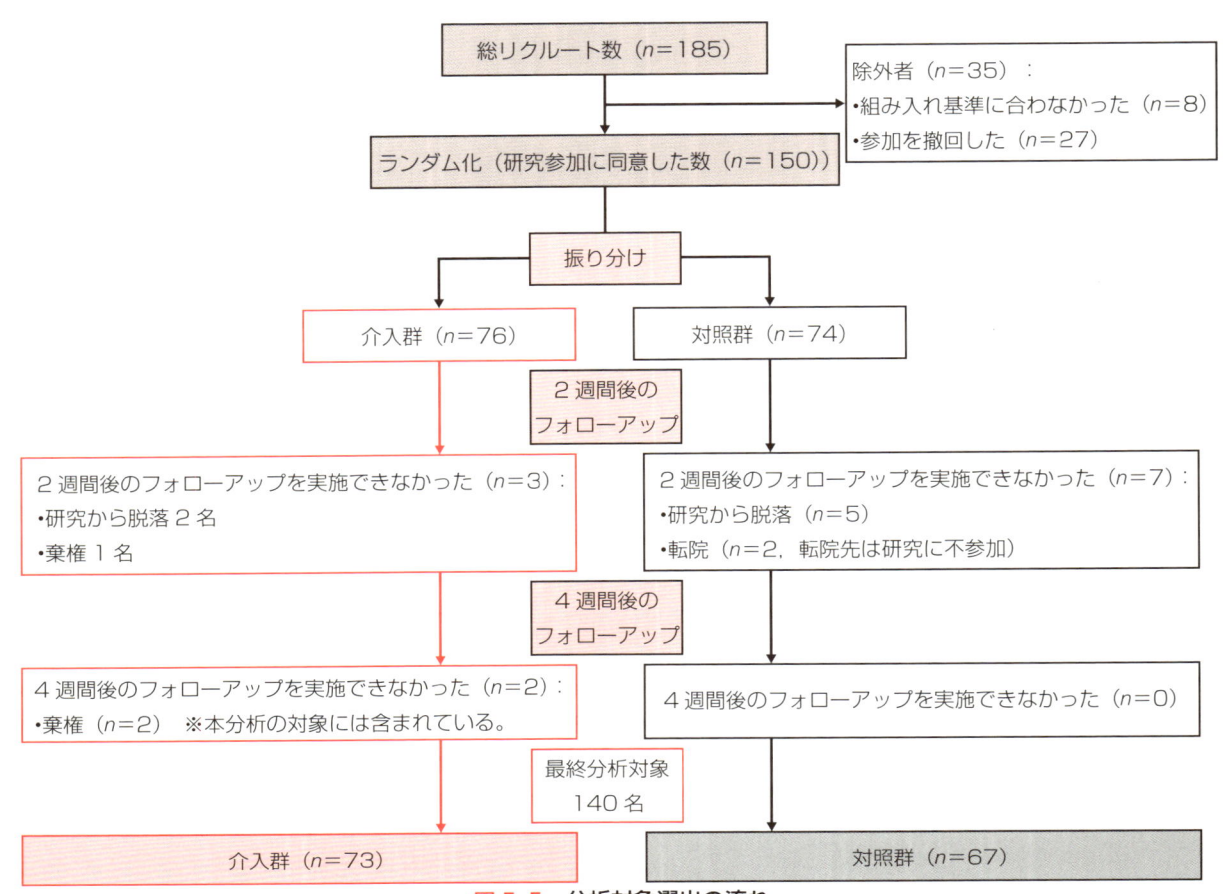

図 5-5　分析対象選出の流れ

1）介入の有無における四肢末梢の皮膚温変化の比較

① 実施 2 週間後の比較

　上肢の皮膚温では，介入群は 32.0℃（SD 3.3），対照群は 32.53℃（SD 2.9）であり，有意差はみられませんでした（$p=0.3$, 95％CI $-1.59 \sim 0.51$）。

　下肢の皮膚温では，介入群は 29.07℃（SD 4.0），対照群は 29.43℃（SD 4.7）であり，有意差はみられませんでした（$p=0.63$, 95％CI $-0.18 \sim 1.01$）。

　つまり，「冷え症改善パック」を 2 週間実施した時点では，冷え症改善への効果はまだみられないことがわかります。

② 実施 4 週間後の比較

　上肢の皮膚温では，介入群は 33.98℃（SD 2.2），対照群は 32.11℃（SD 3.1）であり，対照群と比較して，介入群の皮膚温が有意に高いことがわかりました（$p<0.001$, 95％CI $0.97 \sim 2.77$）。

　また，プログラム実施前と実施後の皮膚温温度較差は，介入群は 2.78℃（SD 3.9），対照群は -0.22℃（SD 3.3）であり，対照群と比較して，介入

表5-1　プログラム実施4週間後の下肢皮膚温の比較（独立したサンプルの t 検定）

	介入群（$n=73$）	対照群（$n=67$）	p 値	95%CI	
	平均値（SD）	平均値（SD）		下限	上限
実施前（℃） 平均値（SD）	28.33（4.0）	28.90（4.8）	0.45	−2.04	0.91
実施後（℃） 4週間 平均値（SD）	30.34（4.2）	28.98（5.0）	0.05	−0.18	2.9
実施前後の 温度較差（℃）	2.01（5.2）	0.08（4.6）	0.02*	0.29	3.57

* : $p < 0.05$。

> 介入群の方が
> 1.93℃高い！

群の皮膚温温度較差が有意に大きいことがわかりました（$p < 0.001$, 95％CI 1.78〜4.21）。

下肢の皮膚温では，介入群は30.34℃（SD 4.2），対照群は28.98℃（SD 5.0）であり，介入群と対照群との皮膚温に有意差はみられませんでした（$p < 0.08$, 95％CI −0.18〜2.9）。

しかし，プログラム実施前と実施後の皮膚温温度較差は，介入群は2.01℃（SD 5.2），対照群は0.08℃（SD 4.6）であり，対照群と比較して，介入群の皮膚温温度較差が有意に大きくなりました（$p = 0.02$, 95％CI 0.29〜3.57）（表5-1）。

つまり，プログラム実施後の温度較差は，対照群と比較して，上肢皮膚温で3.0℃（$p < 0.001$, 95％CI 1.78〜4.21），下肢皮膚温で1.93℃（$p = 0.02$, 95％CI 0.29〜3.57），介入群の方が有意に高くなったのです。

したがって，プログラム実施4週間後，上肢・下肢の両方において，対照群と比較し，介入群において，四肢末梢部の皮膚温が1℃以上，有意に上昇する（$p < 0.05$）ことが判明しました。

この結果から，セルフケアプログラム「冷え症改善パック」を**4週間継続して実施することで，有効な冷え症の改善につながる**ことが示唆されました。やはり，冷え症の改善には，セルフケアが継続して実施できるかどうかが重要であることがわかりましたね。

③ 手と足で冷え症の改善に違いは？

上肢に比べて下肢の皮膚温が低く，対照群では妊娠経過とともに皮膚温が低下しており，冷え症の改善が困難であることが示唆されました。

その理由として考えられるのは，妊婦の特徴として，妊娠末期では，子宮の増大により下半身からの静脈灌流が阻害されることで，**下肢の血**

表 5-2　プログラム実施 4 週間後の冷え症の自覚有無の比較（χ^2 検定）

	冷え症の自覚	介入群（%）	対照群（%）	p 値
実施前	あり	73 (100.0)	67 (100.0)	—
	なし	0 (0.0)	0 (0.0)	
実施 4 週間後	あり	57 (78.1)	63 (94.0)	0.008[*]
	なし	16 (21.9)	4 (6.0)	

* : $p < 0.05$。

流が悪化するため，冷え症になりやすいということです。

　つまり，妊婦においては下肢へのアプローチが重要であること，冷え症でない妊婦も妊娠経過とともに冷え症になる可能性があるため，冷え症の有無に関係なく妊娠早期からの予防が求められるということがわかりますね。

④ プログラム実施後の冷え症の自覚の変化

　プログラム実施前では，介入群 73 名，対照群 67 名の全員に冷え症の自覚があり，両群の間に有意差はみられませんでした。

　実施中（2 週間後）では，介入群 66 名（90.4％），対照群 65 名（97.0％）に冷え症の自覚があり，有意差は認められませんでした（$p = 0.16$）。

　実施後（4 週間）では，介入群 57 名（78.1％），対照群 63 名（94.0％）に冷え症の自覚があり，有意差が認められました（$p = 0.008$）。

　つまり，冷え症の自覚は，実施 4 週間後では，対照群と比較して介入群において 15.9％減少し，介入群と対照群に有意な差がみられたことから（$p = 0.008$），プログラムを 4 週間実施することで冷え症の自覚が減少することが判明しました（表 5-2）。

　「冷え症改善パック」を 4 週間実施することで，不快であり苦痛を伴う冷え症の自覚が改善するだけでも，快適なマタニティライフを送る一助になりますね。

⑤ プログラム内容別の比較

　では，この研究で実施した 3 つのプログラムのうち，どれが最も効果的なのか。気になるところです。

　そこで，これら 3 つのプログラムでの相違や効果を分析しました。

　各プログラムの実施状況の平均は，前述のとおり，

・レッグウォーマーの着用：14.2 時間/日

・「妊婦のための冷えとりエクササイズ」の実施：1.3 回/日

・「湧泉」のツボ押し：1.4 回/日

でした。

　前述の専用webアプリケーションに登録された実施状況を点数化したところ，各プログラムの4週間実施後の合計点の平均は，レッグウォーマーの着用33.05点（SD 16.85），「妊婦のための冷えとりエクササイズ」35.79点（SD 28.89），「湧泉」のツボ押し38.33点（SD 25.55）でした。これらの3つの数字を分散分析した結果，3つのプログラムの間に有意な差はみられませんでした（$F = 1.92$ ★，$p = 0.16$）。

　つまり，これら**すべてのプログラムにおいて，冷え症の改善効果が同様にある**ことが推察されます。

　どのケアも重要であり，**相乗効果が期待できる**ということです！

★ F 値
分散分析の結果，算出される数値。なお，分散分析では，3群間以上の平均の差を検定することができる。

研究参加者の声紹介

こういう機会がなければ，「1日4回エクササイズをする」などの習慣はできなかった。生活改善ができてよかった。

このプログラムのおかげで，冷えを感じることがかなり少なくなって嬉しい。今後も続けていきたい。

湯たんぽがなければ寝つけなかったのに，なくても寝られるようになった。効果を実感できたので，これからも続けようと思う。

レッグウォーマーを毎日履き，ツボ押しも欠かさず行っていたら，足がむくむこともなくなり，冷え症なのがウソのようだった。

毎日，自分が体に気をつけて生活しているかどうかを意識することができた。

上半身の運動で，肩こり，首こりが楽になった。

プログラム数が多くないので，ちょっとした空き時間にでもやりやすくてよかった。

アプリのおかげで継続できた。やっていないと，便秘やむくみが出ると気づいた。

仕事をしていたこともあり，アプリに記録することは続けられなかったが，空いている時間に少し体操をしたり，夫にツボ押しをしてもらったりと，日々の生活の中で継続できた。また，レッグウォーマーを意識して着用するなど，服装で防寒することを考えながら生活することができるようになった。

アプリに記録することで，やらなきゃ！と思い，続けることができた。

引用・参考文献

1）Nakamura, S., Horiuchi, S.（2017）：Randomized controlled trial to assess the effectiveness of a self-care program for pregnant women for relieving hiesho. *Journal of Alternative and Complementary Medicine*, 23（1）：53-59.

「冷え症改善パック」継続サポートwebアプリケーションの開発

　本章で扱った「冷え症改善パック」。その継続をサポートするために筆者らが開発したwebアプリケーション（アプリ）について，中村・堀内[1]をもとに紹介します。

　昨今では，セルフケアの自己管理のためのさまざまなアプリが開発されています。自己管理について，足達[2]は，**実生活の中での行動が鍵**となり，自分の行動を見つめることで行動が改善することもあると述べています。

　「冷え症改善パック」の内容は，① レッグウォーマーの着用，② エクササイズの実施，③ 足裏のツボ押しで，実施期間は4週間。そして，対象者には，毎日，このwebアプリで実施状況をセルフチェックしてもらいました。

本webアプリの特徴

・イラストによるプログラムの内容説明機能，過去の実施得点を修正できる**カレンダー機能**，実施状況をグラフと数値で実感できる**グラフ機能**があり，プログラムを実施した対象者が**自己評価**することができる。

・瞬時に総合得点化し，対象者がその日のプログラム実施状況を**自己管理**することができる。

・総合得点に応じて，イメージキャラクターから**応援メッセージ**が届く。

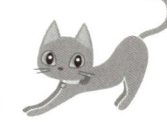

▶▶イメージキャラクター「フィガロ」

　総リクルート数73名のうち，同意が得られた60名を分析の対象としました。使用したwebアプリについて，下記の8項目の質問をし，得られた回答をもとに評価しました（**表1**）。

Q1「アプリに記録することはプログラム実施を続けるのに役立った」
　中央値4.0（四分位範囲0.7）★で，75.0％が「やや思う」〜「非常に思う」と回答していました。

★ **四分位範囲**
散らばりの程度を表す尺度の一つ。データを小さい順に並べた数の列を四等分して，「75パーセンタイル（第3四分位数）の値−25パーセンタイル（第1四分位数）の値」の計算で求めた値。以下，Q2〜Q8では，中央値の後に（　）で併記する。

Q2「アプリに記録することは楽しかった」
　中央値3.0（1.0）で，「やや思う」〜「非常に思う」という回答が38.4％でした。

Q3「アプリに記録することで自分自身の冷えの状態を認識することができた」
　中央値4.0（1.0）で，「やや思う」〜「非常に思う」という回答が53.3％でした。

Q4「アプリに記録することで自分自身の日常生活について，振り返ることができた」
　中央値4.0（1.0）で，「やや思う」〜「非常に思う」という回答が70.0％でした。

Q5 「アプリに記録することでプログラムを意欲的に実施することができた」

　中央値 4.0（1.0）で，「やや思う」〜「非常に思う」という回答が 61.7% でした。

Q6 「アプリに記録することは面倒であった」

　中央値 3.0（1.0）で，「あまり思わない」〜「どちらともいえない」という回答が 58.4% でした。

Q7 「アプリのイメージキャラクターがいるのがよかった」

　中央値 4.0（1.0）で，「やや思う」〜「非常に思う」という回答が 56.7% でした。

Q8 「毎回メッセージが送られることがよかった」

　中央値 3.0（1.0）で，「やや思う」〜「非常に思う」という回答が 38.4% でした。

　また，**フリーコメント**として，

・カレンダー機能がついており，記録を点数でみることができるので，毎日，自分が体に気を
　つけて生活しているかどうか意識することができた。

・アプリのおかげでプログラムが継続できた。

・アプリに記録することで，「やらなきゃ！」と思い，続けることができた。うっかり忘れてい
　ても，アプリをみると思い出すことができた。

などといった回答が得られました（p.61 も参照）。

　以上から，冷え症改善のためのセルフケアプログラムに自己管理ツールとして web アプリ
を導入することは，妊婦に支持されることが示唆されました。

　また，本 web アプリには，カレンダー機能やグラフ機能があり，継時的にプログラムを実
施し，自己評価できることが，**妊婦のヘルスプロモーションの意識の向上**につながっていたと
推察できます（図1）。

表1　**本 web アプリの実施に関する評価**（*n*=60）

評価項目		中央値	第1 四分位数	第2 四分位数	第3 四分位数
Q1	アプリに記録することはプログラム実施を続けるのに役立った	4.0	3.3	4.0	4.0
Q2	アプリに記録することは楽しかった	3.0	3.0	3.0	4.0
Q3	アプリに記録することで自分自身の冷えの状態を認識することができた	4.0	3.0	3.0	4.0
Q4	アプリに記録することで自分自身の日常生活について，振り返ることができた	4.0	3.0	3.0	4.0
Q5	アプリに記録することでプログラムを意欲的に実施することができた	4.0	3.0	3.0	4.0
Q6	アプリに記録することは面倒であった	3.0	3.0	3.0	4.0
Q7	アプリのイメージキャラクターがいるのがよかった	4.0	3.0	3.0	4.0
Q8	毎回メッセージが送られることがよかった	3.0	3.0	3.0	4.0

1：「全く思わない」，2：「あまり思わない」，3：「どちらともいえない」，4：「やや思う」，5：「非常に思う」。

本研究により，プログラムの自己管理ツールとして開発した web アプリ（本研究の対象者専用であり，一般化はされていません）が，**プログラムの実行によい効果をもたらすことが期待できる**ということ，さらに，今後の課題として，より効果的なサポートを実施するために，web アプリの使用と並行して，行動変容を促す教育支援方法を検討する必要性が示唆されました。

図1　本 web アプリの特徴・使い方
◆ホーム：今日の達成度チェックする
① 毎日，当てはまる箇所にチェックを入れます。

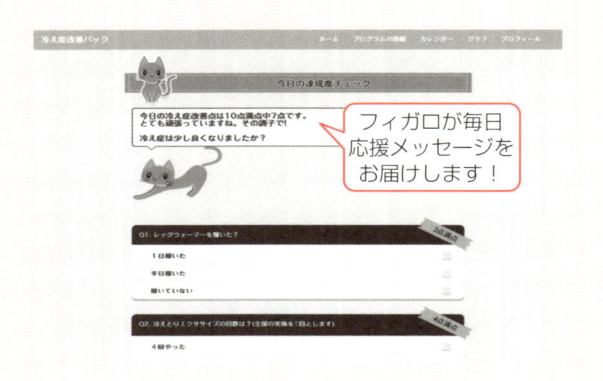

◆カレンダーをみる
　登録されている点数を，カレンダーでみることができます。
　登録済みの点数を修正できます。

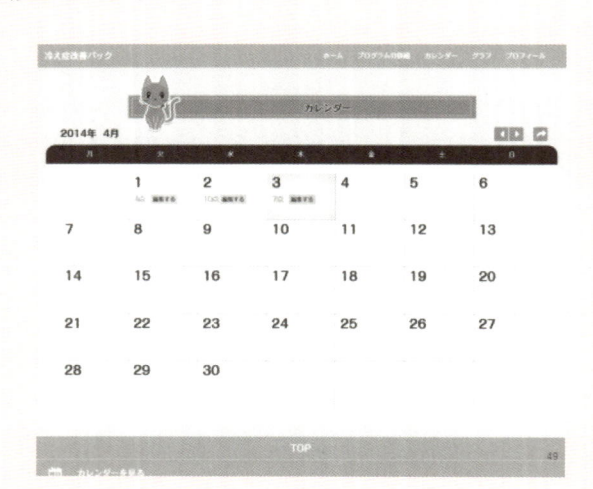

◆グラフをみる

登録されている点数を，グラフでみることができます。

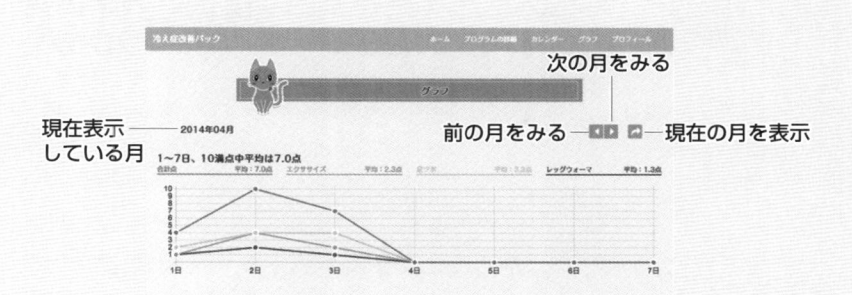

◆プログラムの詳細

「妊婦のための冷えとりエクササイズ」，「湧泉」のツボ押しの内容を確認できます。

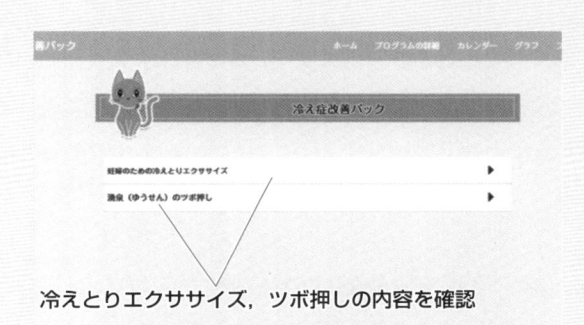

冷えとりエクササイズ，ツボ押しの内容を確認

◆プロフィール

基本データ，ポイント，メモ一覧が確認できます。

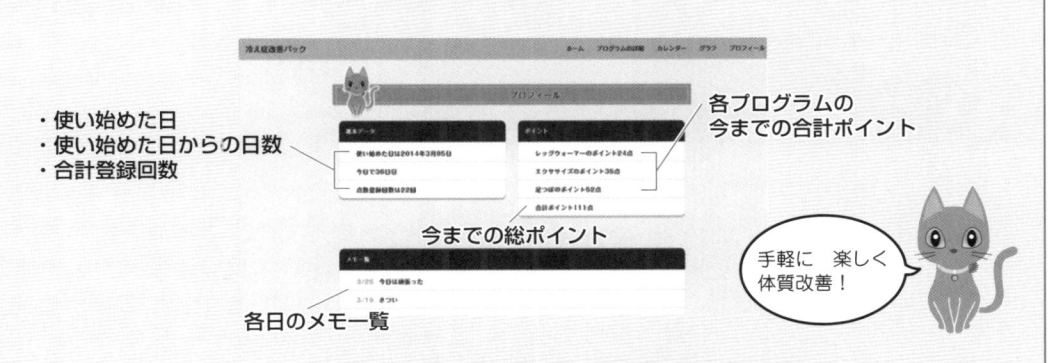

引用・参考文献

1) 中村幸代, 堀内成子 (2016)：冷え症改善プログラムの自己管理アプリケーションを使用した妊婦による評価. 日本看護科学会誌. 36：60-63.

2) 足達淑子編 (2014)：ライフスタイル療法Ⅰ　生活習慣改善のための行動療法, 第4版, 医歯薬出版, p.2-14.

第6章　冷え症ケアの現状

この章では，冷え症に関する意識やケアの現状について，主に，社会一般，臨床助産師，医療全般，学術分野，教育現場に分けてみていきます。

6.1　社会一般

私たちは，雑誌や電車の吊り広告，インターネットなどで，「冷え」もしくは「冷え性」，あるいはそれらと関連した言葉を多く目にします。「冷えは万病のもと」「温活」「冷えとり」「冷えないカラダ」など，さまざまなものがあります。

それだけ，冷え症は，社会一般で問題視されているということでしょう。筆者自身，一般向けの雑誌やマスコミからの取材を受けることもあり，**冷えに対する注目度は高い**と感じています。

しかしながら，冷えを，「見逃してはならない重要な症状」である「冷え症」としてとらえているかというと，そこまでには至っていないように思います。

6.2　臨床助産師

では，臨床助産師らの認識はどうでしょうか。

中村ほか[1] では，助産師が主体となってケアを提供している施設（助産所や，院内助産・助産師外来を実施している施設など）に勤務する助産師98名に調査したところ，「冷え症のケアを実施することは重要だと思うか」という問いには，97.9%の助産師が「重要だと思う」と答えていました。

さらに，日々の助産業務にて「冷え症の確認をしているか」という問いには，88.8%が「確認している」と答えていました。

そして，「冷え症に関するケアを実施しているか」との問いには，96.9%が「実施している」と答えていました。

助産師らの**冷え症に対する意識は高く**，冷え症に対する**ケアも非常に高い割合で実施している**ことがわかります（この調査については，章末のコラムでも紹介します）。

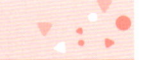

6.3　医療全般

一方，医療全般では，どうでしょうか。

残念ながら，周産期医療従事者においてでさえ，まだまだ冷え症に対する問題意識は低い状態です。

筆者としては，母子健康手帳の「妊娠中の経過」の欄に，「冷え症（の自覚）の有無」の項目を追加してほしいほど，冷え症は重要であると考えていますが，実際には，産科の妊婦健診で冷え症の有無を診断することはきわめて少なく，冷え症の改善についてなど遠い話です。

しかし，昨今では，前節でも触れたような，助産師が主体となって保健指導や健康管理のサポートを行う，**院内助産**や**助産師外来**を実施する施設も増加しています。つまり，一般的な妊婦健診だけではなく，妊婦の生活に合わせたサポートが実施可能だと考えられます。

第5章で述べたとおり，冷え症の改善のためには，日常生活行動を改善することが必要不可欠です。そのためには，まず「**妊婦さんを知ること**」が重要です。時間をかけて，妊婦に寄り添える助産師の今後の冷え症ケアに，筆者は非常に期待しています。

6.4　学術分野

学術的側面では，どうでしょうか。

冷え症はこれまで，「副次的な訴え」として取り扱われてきました。そのため，1.3節でも紹介したように定義が曖昧で，客観的診断や治療の確立がされていないなどの理由から，研究として取り上げられる機会が少ない状態でした。

このため，冷え症と妊娠との関係を科学的根拠（エビデンス）に基づいて証明した研究は数少ないのです。しかし，筆者の印象では，少しずつではありますが，冷え症の研究や発表論文は増加していると思います。

学術的な側面では，冷え症は「未開の地」であり，まだまだ研究しなければならないことがたくさんあります。産褥期，新生児，更年期，不妊症，がん，生活習慣病（今や，冷え症も生活習慣病の一つといえるかもしれませんが）と冷え症，男性の冷え症などなど……テーマは尽きません。

さらに，西洋諸国や西洋の文化の影響の大きい国・地域などには，「冷え」という概念自体が存在しません。しかし，第2章のコラムでも示唆したように，そういった，「冷え」の概念のない国・地域にも，「冷え」は存在します。

今後は，日本から "hiesho" として発信して認識を広めるとともに，たとえば，文化人類学的な側面から，冷え症の有無や程度には，人種による差異はあるのか，あるいは，生活習慣により，違いがあるものなのかといったことを検証するなど，世界的に研究を進めていくことが必要であると感じています。

6.5 教育現場

看護教育の現場においては，どのように扱われているでしょうか。

やはり残念ながら，それほど取り上げられていないのが現状のようです。筆者自身が関わっている教育の現場では，冷え症についての学習を導入していますが，筆者が知る限り，全般的には，発展途上の段階です。

冷え症は，助産学や母性看護学だけでなく，看護学のさまざまな領域に横断的に関係する症状ですが，現在の看護学の教科書では，冷え症についての記載はみられません。

今後，助産学，母性看護学はもちろんのこと，看護学全体の中で取り上げられていくことを切に願っています。

このように，広く社会で，また，助産の領域では注目されている「冷え症」ですが，医療全般や学術・教育の領域では，認識が低い状態にあります（図6-1）。それゆえ，冷え症に対するケアも，広く浸透しては

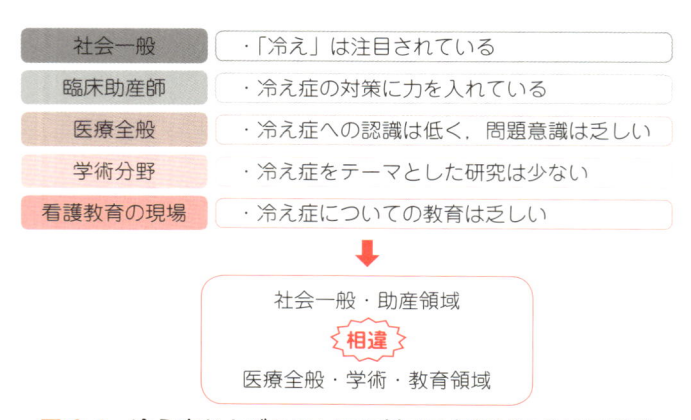

図6-1　冷え症およびそのケアに対する各領域における認識

いません。

　しかしその一方で現代は，女性が自らの意思で自らの健康をコントロールしていく時代です。女性自身が，必要な知識を身につけて，選択していくことが求められます。

　そのために，**まずは医療者が冷え症に関する知識を身につけることが**重要であると，筆者は考えます。

引用・参考文献
　1）中村幸代，竹内翔子，堀内成子，大久保菜穂子（2018）：妊婦健診に携わる看護職の冷え症ケア実施の実態と影響要因．第 38 回日本看護科学学会抄録集：O53-4.

column　妊婦健診における冷え症ケアの実態

　妊婦健康診査(妊婦健診)において，冷え症ケアは実施されているのか，されているとしたらどのように行われているのか。そうしたケアの実態を明らかにするとともに，冷え症ケア実施に影響を与える要因を分析したいと考え，実態調査を行いました。中村ほか[1]をもとに紹介します。

　調査の対象は，全国の分娩を取り扱う施設（病院，診療所，助産所）において，妊婦健診に携わっている看護職です。最終的な分析の対象は，733 名でした。

　冷え症ケアの実施率は 44.1％であり，冷え症についての学習経験がある人の割合は 55.0％でした。

　また，冷え症ケアの重要性に対する認識としては，93.6％が「冷え症ケアは重要である」と回答していました。

　したがって，「周産期において冷え症ケアは重要である」と認識している人の割合が高い一方で，冷え症ケアを実施している割合は過半数に満たないことが明らかになりました。

　また，冷え症ケアについての学習経験がある場合は，ない場合に比べて，冷え症ケア実施に与える影響が 3.6倍と，ケア実施に与える最も大きな影響因子は，学習経験であることが示唆されました。

　つまり，**妊婦健診に関わる医療者に向けて，冷え症についての学習システムを整備・提供し**ていくことが，妊婦の冷え症改善に効果的であり，必要なことだといえるでしょう。

引用・参考文献
1）中村幸代，竹内翔子，堀内成子，大久保菜穂子（2018）：妊婦健診に携わる看護職の冷え症ケア実施の実態と影響要因．日本看護科学学会抄録集：O53-4.

応用編

「冷え」をケアする

「基礎編」では，研究結果を基盤とした，科学的根拠（エビデンス）に基づく「冷え症」について紹介してきました。

　ここからは，「応用編」として，冷え症改善が期待される，具体的なセルフケア方法についてみてみましょう。

1　「冷え症改善パック」

　「冷え症改善パック」による介入調査の成果については，第5章に記載しています[1]。

　① レッグウォーマーの着用，② エクササイズの実施，③ ツボ押しの3つのプログラムを「冷え症改善パック」と称し，介入群の妊婦に4週間，実施してもらいました。なお，この3つは，すべて実施することで冷え症改善への相乗効果が期待できます（5.3節を参照）。

　それぞれについて，詳しくみていきましょう。

1）レッグウォーマーの着用

　冷え症の人の体で最も冷たい部位は下肢です。また，下肢には，「三陰交」という女性の健康にとって重要なツボがあります（図5-3参照）。ですから，下肢を温めることは，冷え症の改善につながるのです。

　レッグウォーマーは，いろいろなものが市販されていますので，使用者の好みや状況に合わせて選択してもらうのがよいでしょう。

　たとえば，オフィスワークが中心で，電車移動の多い女性は，冷房の影響で，夏の方が冷えを感じることもあるかもしれません。そんな場合は，夏でも使用できる，通気性のよいものがおすすめです。

　ちなみに，この研究で使用したのは，内側が絹，外側が綿の二重編みで，日本製の天然繊維を使用しているものです。肌に触れる部分は吸放

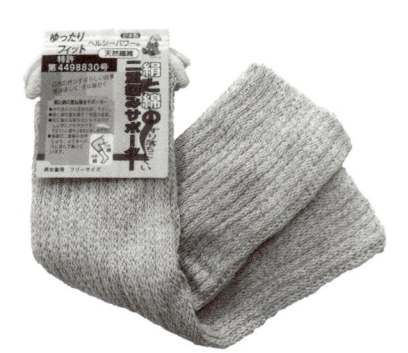

写真 A-1　本研究で使用した，絹と綿の二重編みのレッグウォーマー

湿性に優れた絹，外側は吸水性のある綿の二重構造であることで，蒸れにくく，体の熱も逃がさないので，**保温性，保湿性**に優れています。また，ふんわりと編んであるので，**伸縮性**に優れて着脱しやすく，着け心地も柔らかくて，快適に着用できます（**写真 A-1**）。

2)「妊婦のための冷えとりエクササイズ」の実施

　冷え症の改善に，適度な運動をすることは大切です。その主な理由としては，運動すると血流がよくなること，筋肉の刺激で自律神経の働きがよくなること，気分転換となりストレスの発散ができること，などがあげられます。

　では，妊婦にはどんな運動が効果的なのでしょうか。

　多くの病院やスポーツ施設などで，妊婦向けのスイミング，ヨガ，エアロビクスなどのクラスが設けられていることからもわかるように，妊娠中に運動をするのはよいことであるという認識は，すでに広く定着しています。**無理のない程度に，毎日実施できるもの**がよいでしょう。

　ここでは，妊婦への指導を専門とするインストラクターの協力のもと，筆者らが開発した，冷えとりエクササイズについて紹介します。全部で 8 種類の動作からなり，簡単で，いつでもどこでも短時間でできます。

　1 回の実施でも四肢の「ぽかぽか感」は実感できますが，冷え症の改善のためには，毎日継続して実施することが重要です。

　なお，このエクササイズが原因で早産や前期破水になることはないとされています（筆者らの研究対象者にも，そのような例は 1 例もありません）が，子宮緊満が頻回で，切迫早流産の妊婦の実施は，念のため，避けましょう。

▶エクササイズの動画を下記サイトで公開中。
・日本看護協会出版会（本書発行元）
http://www.jnapc.co.jp
・日本冷え症看護/助産研究会（代表：本書著者）
http://hiesho.kenkyuukai.jp

◆エクササイズの行い方 ▶動画アリ

① かかとの上げ下げによるふくらはぎのストレッチ

足を肩幅くらいに広げて立ち，かかとを上げ下げします。10 回，行いましょう。

※ふくらはぎは，「第 2 の心臓」と呼ばれている場所です。かかとを上げ下げすることによってふくらはぎの筋肉を動かすことで，全身の血液循環を活性化することができます。

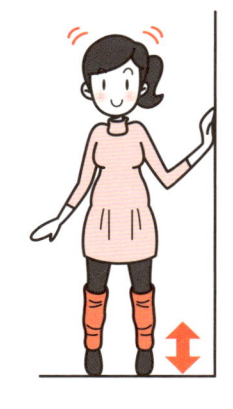

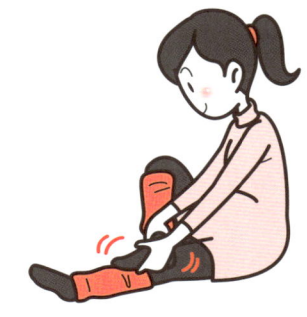

② 足首エクササイズ

1. 椅子か床に座り，片方の足を引き寄せます。片方の手で足首，もう片方の手で足の甲辺りをもち，足首の曲げ伸ばしをします。「曲げる，伸ばす」を1セットとし，5回，行いましょう。
2. 足首を回します。右回しを5回，左回しを5回，行います。左右どちらからでも構いません。
3. 片方の足が終了したら，もう片方の足も同様に行いましょう。

※足の指の関節が軟らかくなり，末端への血流増加につながります。

③ 骨盤エクササイズ

1. 手を腰に当てて，足を肩幅くらいに広げて立ち，骨盤を前後に5回，動かします。
2. 骨盤を左右に5回，動かします。

※子宮は骨盤内にあり，骨盤内には多くの血管が走行しています。そのため，骨盤を動かすことで，子宮周辺の血流促進につながります。

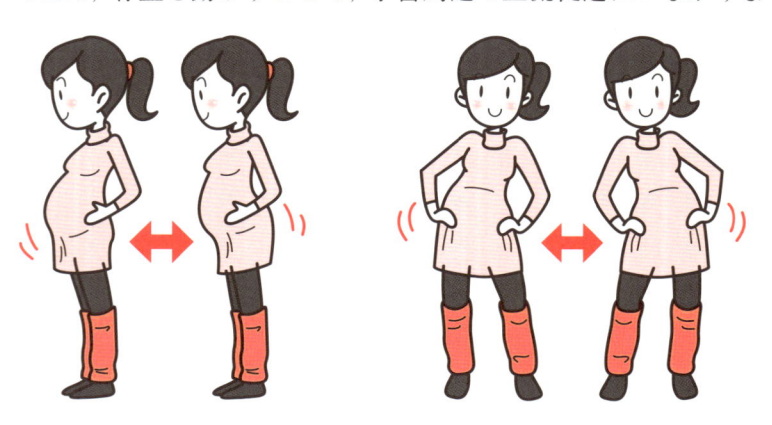

④ 肩甲骨まわりエクササイズ

1. 座った姿勢／立った姿勢，どちらでもやりやすい姿勢をとります。両手を，後ろに引いて「グー」，前に出して「パー」と，前後に動かします。「グー，パー」を1セットとし，5回，行いましょう。
2. 同様に，上下に動かします。脇を締め，下に引いて「グー」，真上に挙げて「パー」を1セットとし，5回，行いましょう。
3. 同様に，左右に動かします。脇に引き寄せて「グー」，左右に広げて「パー」を1セットとし，5回，行いましょう。

※体温を高める役割をもち，肩甲骨まわりに多いとされる褐色脂肪細

胞を活性化し，体を温めます。

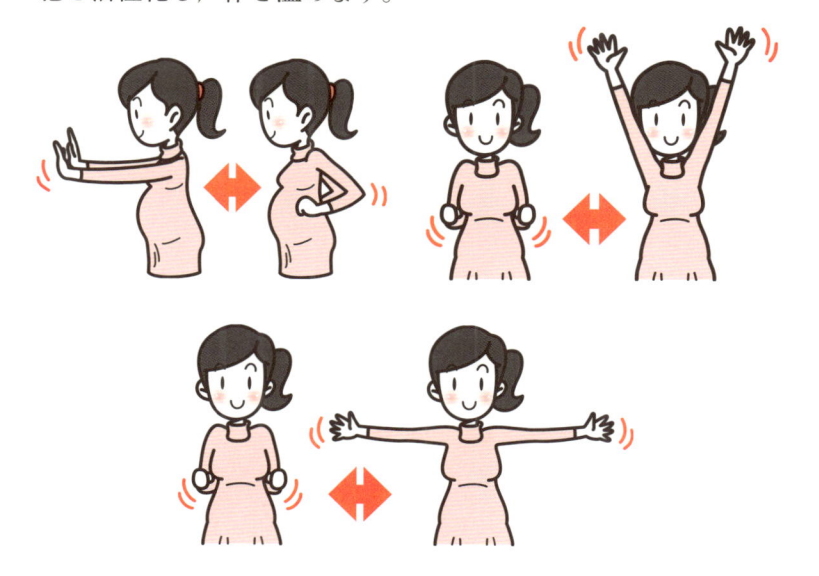

⑤ 手首エクササイズ

1. 座った姿勢／立った姿勢，どちらでもやりやすい姿勢をとります。左右の手を握り合わせ，手首をひねりながら回します。
2. 右回しを5回，左回しを5回，行います。左右どちらからでも構いません。

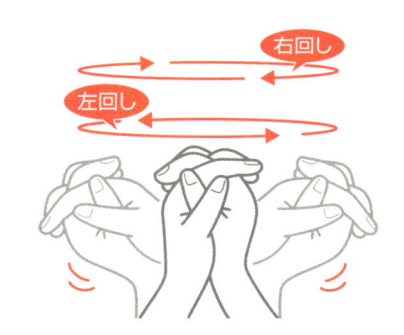

※手首の関節が軟らかくなり，末端への血流増加につながります。

⑥ 足指エクササイズ

1. 椅子か床に座り，足の指で「グー」「チョキ」「パー」のジャンケンの形をつくります。
2. 「グー，チョキ，パー」を1セットとし，両足同時に10回，行います。

※手足の先には，動脈と静脈を結ぶ血管や神経線維が密集しているので，手足を刺激することで，自律神経の活性化を促進します。

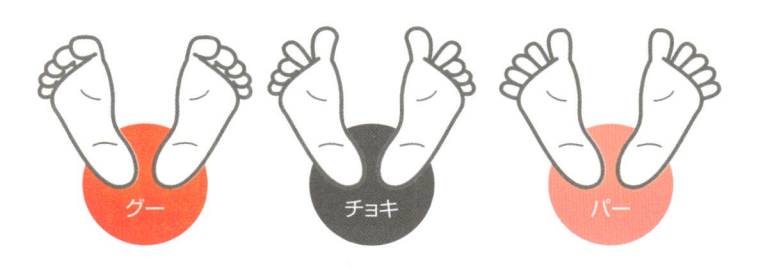

⑦ 首回しエクササイズ

1. 座った姿勢／立った姿勢，どちらでもやりやすい姿勢をとります。左に15秒間，右に15秒間，頭を傾けます。左右どちらからでも構いません。
2. 前に15秒間，頭を傾けます。
3. 頭を前に傾けたまま，首を左右に半周，5往復，回します。

※首周囲の筋肉をほぐして，脳への血流を改善します。

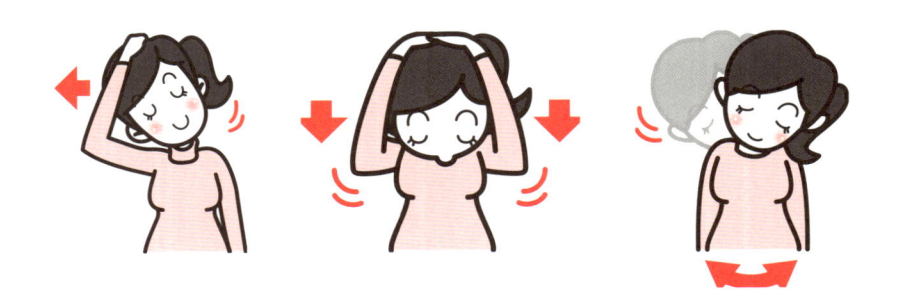

⑧ 指先エクササイズ

1. 座った姿勢／立った姿勢，どちらでもやりやすい姿勢をとります。片方の手の指を，もう片方の手でしっかりと握り，付け根から指先にかけて引っ張って，パッと放します。
2. 指を手から抜くようなイメージで，1指あたり3回ずつ，行いましょう。
3. 反対側の手の指も，同様に行います。左右どちらからでも構いません。

※手足の先には，動脈と静脈を結ぶ血管や神経線維が密集しているので，手足を刺激することで，自律神経の活性化を促進します。

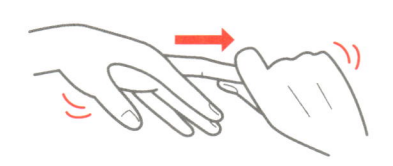

3）ツボ押し

「湧泉」は，漢字表記からもわかるように，刺激すると泉のように元気（源気）が湧いてくるツボで，体を温め，疲れを取り除くのに効果があるといわれています。また，ここのツボ押しには，腎機能を高める効果がありますので，浮腫の予防にもなります。

このように，妊婦にとってよい効果こそたくさんありますが，悪影響はありません。安心して行ってください。

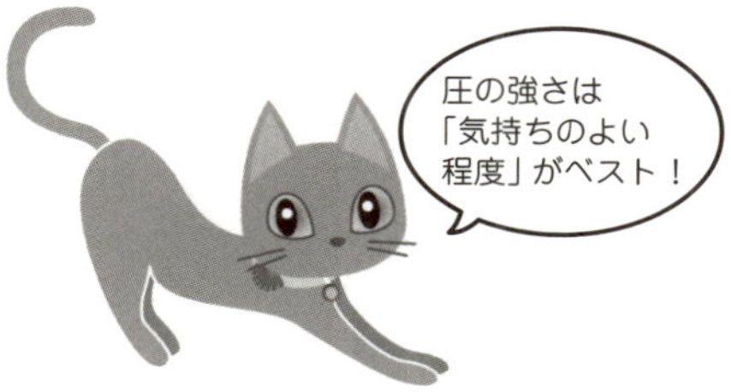

圧の強さは
「気持ちのよい
程度」がベスト！

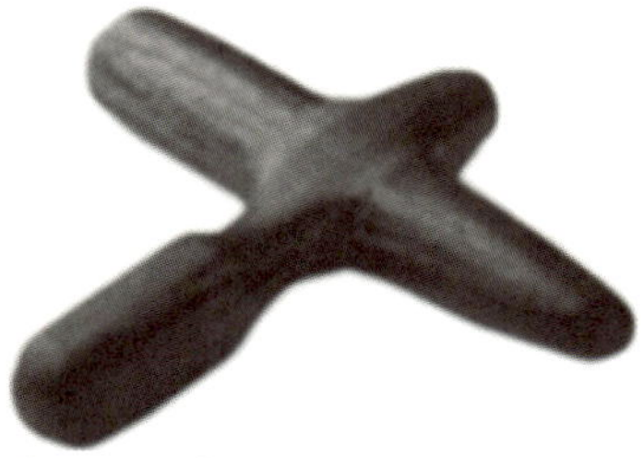

写真 A-2　本研究で使用した，天然
木紫檀素材のツボ押し棒

　「湧泉」の場所は，足の指を全部内側に曲げて最も陥凹するところ，足裏にできる「へ」の字の中心のくぼみの部分です（図 5-4 参照）。

◆ツボの押し方

1. ツボ押し棒（この研究で使用したものは，写真 A-2）などで，「1，2，3 でゆっくりと圧をかけ，4，5，6 で圧を抜いていく」を 1 セットとして，「3 分間」，繰り返し行います。
2. 1 日 4 回，1 時間以上あけて，両方の足に行いましょう。

※朝，昼，夕，寝る前の 4 回がおすすめですが，2 回でも効果があります。
※リズミカルな指圧が脳内への刺激となり，リラックス効果も促します。
※食前・食後は胎動が増えることがあるため，避けた方がよいでしょう。

2　服　　装

　冷え症改善には，「3 つの首」を温めるとよいといわれています。「首」「手首」「足首」のことで，これらの箇所では，薄い皮膚のすぐ下に太い血管が通っており，多くの神経が集中しています。「足首」については，「冷え症改善パック」のレッグウォーマーのところでも紹介した「三陰交」のツボ（図 5-3 参照）があることも関係します。

　このため，温めることで血行がよくなり，また，温かい血液が流れるため，体全体が温まるのです。

　逆に，これらの「首」が冷えると，冷たい血液が体を巡り，全身が冷えてしまいますので，要注意です。

　「3 つの首」を温めていると本当に気持ちがよく，リラックス効果もあります。つまり，副交感神経が優位に働く状況が生まれます。そのため，交感神経優位の冷え症にはとてもよいのです。自律神経機能と冷え症の関係については，1.2 節を参照してください。

　また，妊婦は，四肢同様に腹部も冷えやすいことから，腹帯や腹巻き

表 A-1　冷え症によい服装

温めるとよい箇所	温めアイテム例
首	ストール，マフラー
腹部	腹帯，腹巻き，ガードル，カイロ，毛糸のパンツ
足首（三陰交）	レギンス，レッグウォーマー，丈の長い靴下，5 本指靴下，靴下の重ね履き（絹＋綿）

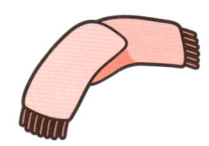
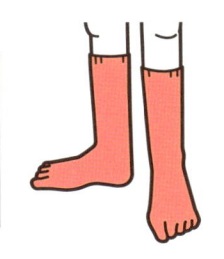

などを使用してお腹を冷やさないことが重要です。

　一方，ここで注意したいのは，締めつけの強い靴下などでは，血流が滞ったり，汗をかいて蒸れ，必要以上に熱が奪われたりして，逆に冷えてしまう，というケースが多々あるということです。締めつけない工夫，蒸れない素材を選ぶことが大切です（表 A-1）。

3　入　浴

　冷え症の改善に，入浴は効果的です。

　日本人は，熱いお風呂を好む傾向があります。冷えた体を，熱めのお風呂に入れて温める―― 一見，よさそうですが，冷え症ケアの観点からは，熱めのお風呂は「逆効果」なのです。

　というのも，42℃以上の熱いお湯に入ると，眠気がとれたり，シャキッとした気分になりますよね。交感神経の働きが活発になるからです。したがって，熱いお風呂に入ることは，これから活動する場合には効果的です。しかし，交感神経が優位な状態である「冷え症」には逆効果であることがわかりますね。

　一方，39℃以下のぬるめのお湯は，副交感神経の働きを高めて，体の回復を促進します。また，血圧も下げて，気持ちをリラックスさせてくれます。

　特に，心臓から遠い下半身を長時間かけてゆっくりと温めることで，血流をよくすれば，冷え症の症状も改善し，よく眠れるでしょう。リラックスした睡眠は，副交感神経が優位な状態にあることを意味します。

　体調などによっては，足湯もよいでしょう。半身浴や全身浴よりも手軽にできます。まず，三陰交まで浸かるくらいのお湯を，バケツや深めの洗面器などに入れます。両足をお湯に浸けて 15〜20 分ほど，行いましょう。このときお湯は，だんだん冷めていきますので，熱めのお湯を加えながら，温度を保つようにするのがポイントです。お湯の温度は，入浴と同様，39℃以下のぬるめがよいでしょう。

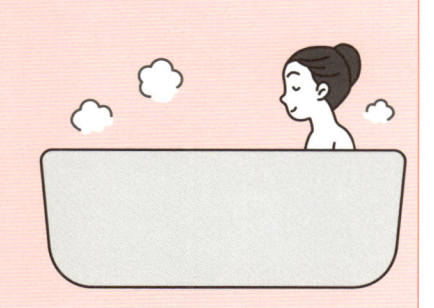

● 冷え症によい入浴 ●

・忙しいときや，疲れていて早く休みたいときでも……
シャワーや短時間の入浴で済ませるのではなく，しっかりと体を
温めることが大切（39℃以下のぬるめのお湯で）。
・心臓から遠い下半身を温める。
長時間，ゆっくりと温めること
で，血流をよくする。
・足指体操で効果アップ！
入浴中に，足の指を開いたり閉
じたりする動きを加えること
で，自律神経を活性化させる。

このように，**意識して副交感神経が優位な状態をつくる**ことで，自律
神経の働きも正常になり，冷え症の根本的改善にもつながると思います。

さらに，入浴中，足の指を開いたり閉じたりする足指体操を行うこと
は，**自律神経を活性化**させることになり，効果的です。

ただし，妊娠初期は，基礎体温が高いため，のぼせやすいといわれて
います。したがって，長湯によるのぼせには，注意が必要です。

4 ストレスの解消

ここまででも何度か触れてきましたが，ストレスは冷え症の大敵です。
その理由をみてみましょう。

自律神経機能の乱れが冷え症に関連することについては，1.2 節でも
解説しましたが，ここでは，ストレスとの関連性に焦点を絞ります。

自律神経系には交感神経と副交感神経とがあり，この2つは，一方が
働いているときはもう一方は休み，という具合に，シーソーのように交
互に働きます（**図 1-3** 参照）。

交感神経は，まわりの状況に応じて，素早く反応して行動するための
神経ですので，仕事，勉強，スポーツなどにおいて重要な働きをしてい
ます。つまり，交感神経が働くことが問題なのではありません。問題な
のは，交感神経ばかりいつも優位になってしまい，副交感神経が十分に
機能しない状態になることです。

交感神経が優位になる状況として，「**緊張**」「**ストレス**」があります。

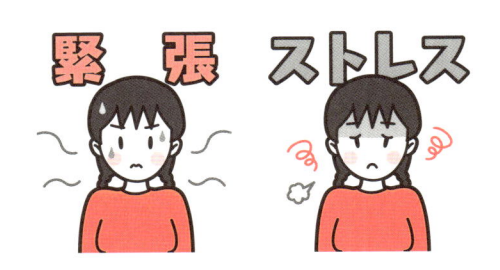

緊張　ストレス

　私たちの体は，ストレスを感じたとき，交感神経が働き，末梢の血管を収縮させ，脳の血流を増加させて対処しようとします。これを冷え症の視点でみると，体の末端部分の血流量が低下するため，冷えを感じるようになるのです。

　適度な緊張やストレスなら問題ないのですが，これらが大きい場合や長く続く場合は，交感神経ばかりが働いてしまいます。交感神経と副交感神経のシーソーのバランスが崩れ，交感神経が過剰に興奮し，休息時も副交感神経が十分に働かなくなるのです。

　しかし，ストレスは，なくそうと思って，なくせるものではありません。

　現代はストレス社会といわれており，私たちは日々，多くのストレスにさらされています。生きていく上で，ストレスを避けることはできません。避けられないものである以上，必要以上に回避しようとするのではなく，**上手に付き合っていく方法を知っておく**必要があります。

　人によって，ストレスを解消できる方法は異なります。また，ある人にとってはストレス解消になることが，別の人にとっては反対にストレス因子になってしまうこともあります。そのため，**自分に合った解消法を身につける**ことが必要です。

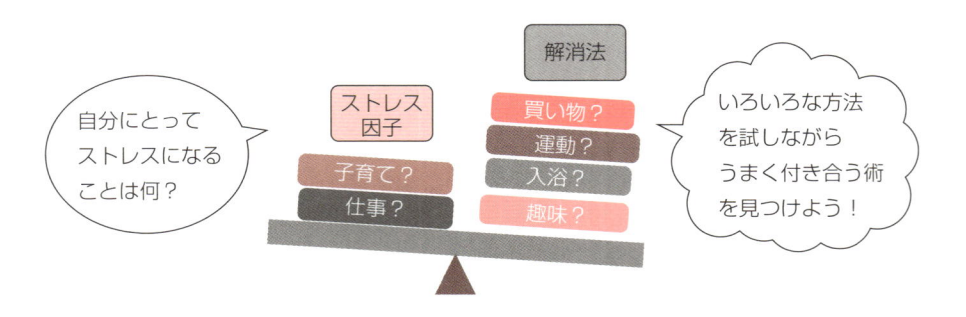

自分にとってストレスになることは何？

解消法

ストレス因子

買い物？
運動？
入浴？
趣味？

子育て？
仕事？

いろいろな方法を試しながらうまく付き合う術を見つけよう！

冷え症を改善するには，「体を温める食事」を意識しましょう。

体を温めるといわれる「陽性」の食物を摂取すること，体を冷やすといわれる「陰性」の食物の摂取を避けること（**表A-2**），摂取法や調理法を工夫することが重要です。

1）陽性の食物を積極的に摂取する

陽性の食物には，**寒い地方でとれるもの**，**地中で育つもの**，**冬にとれる**ものなどが多いです。

たとえば，地中で育つニンジンは，健康な血液をつくる働きのあるビタミンAと，血行をよくする働きのあるビタミンEを含んでいます。

同じく，地中で育つゴボウも，血行をよくする働きのある水溶性の食物繊維を豊富に含んでいます。さらに，利尿作用があるイヌリンという成分が，体を冷やす原因となりうる不要な水分を，体外に排出しやすくします。

2）陰性の食物の摂取を少なくする

陰性の食物には，**暑い地方でとれるもの**，**地面の上で育つもの**，**夏にとれる**もの，また，甘いものや冷たいものなどがあります。

ただし，いずれも「これを食べたら必ず冷える！」というわけではなく，「**冷えやすくなるおそれがある**」ものです。とりすぎには注意するようにしましょう。

たとえば，暑い地方でとれるパイナップルは，水分を多く含むため，体を冷えやすくするおそれがあります。また，生野菜も体を冷やす作用があるので，加熱して食べるなどの工夫が必要です。

3）体を温める食べ方や調理法を工夫する

① 体を温める成分の活用

たとえば，**ショウガ**が冷え対策によいというのを，よく耳にするのではないでしょうか。ショウガには，ジンゲロールやショウガオールという成分が含まれています。これらは心臓の働きを助け，血管を広げるとされているため，血行がよくなり，体が温まりやすくなるのです。

例）ショウガ湯のようにそのものを摂取するほか，飲み物や料理に加えてもよいでしょう。

また，**シナモン**には，血管強化作用があるといわれています。血管が

表 A-2　陽性・陰性の食物例

食性		野菜	魚介・海藻	穀類	果物	その他
体を温める	**陽性の食物** ・冬にとれる ・寒い地方でとれる ・地中で育つ ・固いもの ・黒っぽいもの	ニンジン ショウガ ネギ ニンニク ニラ カボチャ ヤマイモ レンコン タマネギ	エビ サケ カツオ イワシ チリメンジャコ ヒジキ	アズキ 黒豆 黒米	クリ クルミ アンズ サクランボ モモ	黒ゴマ 塩 味噌 紅茶* 黒砂糖
温めも冷やしもしない	**間性の食物**	キャベツ シイタケ ジャガイモ	白身魚 イカ タコ	トウモロコシ ダイズ 玄米	リンゴ ブドウ イチゴ	ハチミツ
体を冷やす	**陰性の食物** ・夏にとれる ・暑い地方でとれる ・地面の上で育つ ・柔らかいもの ・水っぽいもの ・白いもの	トマト キュウリ ナス レタス ニガウリ(ゴーヤ) セロリ モヤシ ダイコン ハクサイ	ウナギ アサリ トコロテン／ 寒天	小麦 白パン	スイカ ナシ ミカン メロン パイナップル	白砂糖 牛乳 コーヒー* 緑茶* 化学調味料

＊：過度や夜間の摂取に注意。

強化されることで，血流がよくなることが期待できます。ただし，スパイスは刺激が強いため，過度の摂取には注意しましょう。

例）ヨーグルトのトッピングに用いてはどうでしょう。

② 陰性から陽性に変化させる

　陰性の食物の摂取を控えることは大切ですが，陰性の食物の摂取を避けるというのは，結構，難しいものです。しかし，調理方法や食べ方を工夫することで，単体では体を冷やしやすいものであっても，体を温める食物へと変化させることができます。

・牛乳

　発酵食品に豊富に含まれる酵素が，血流の改善や体温上昇を促します。発酵とは，乳酸菌や酵母菌などの微生物が繁殖を繰り返し，もとの成分を変化させることです。陰性の食物である牛乳も，乳酸菌の働きに

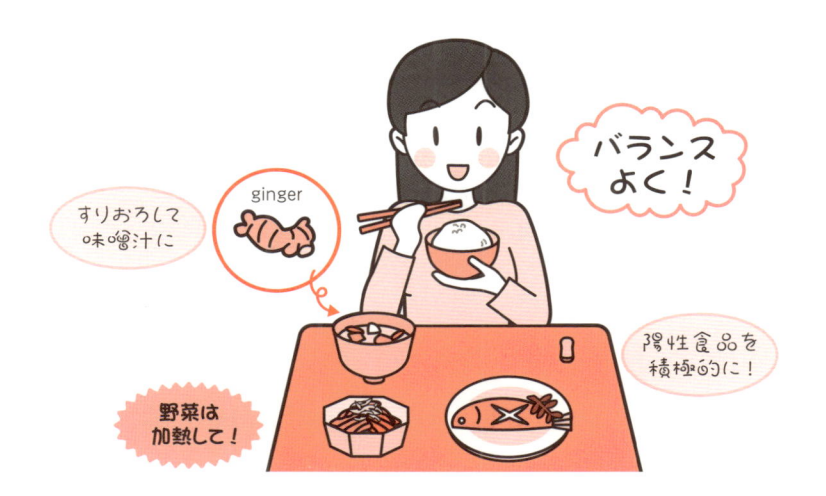

よって発酵食品の**チーズ**や**ヨーグルト**になることで，体を冷やしにくい食物へと変化するのです。

・キュウリ，ナス，ダイコン，ハクサイ

　キュウリなどの陰性の食物も，**塩漬け**や**ぬか漬け**にすることで，体を温める食物へと変化します。**塩**は陽性の調味料ですし，ぬか漬けは，上記のチーズなどと同様，乳酸菌や酵母菌の働きによる**発酵食品**だからです。

・トウガラシ

　トウガラシに含まれるカプサイシンという成分には，体を冷やす作用があります。つまり，体を冷やす食物です。考えてみれば，暑い国で好んで摂取されていますね。一方，トウガラシが大量に使われていても，**キムチ**を使った料理は，体を温めます。ニンニクやショウガといった，代謝を上げる薬味などがたっぷり入っているからです。

③ 温かいものは温かいうちに

　温かいものを体内に取り入れることで，体を直接的に温めます。また，冷たいものはなるべく避ける，あるいは常温でとるようにしましょう。

④ バランスのよい食事を心がける

　いくら「体を温める」とされるものを摂取しても，栄養バランスが偏っていては，せっかくとった栄養素の吸収がうまくいかないことがあります。バランスのよい，また，規則正しい食事習慣を心がけましょう。

引用・参考文献

1）Nakamura, S., Horiuchi, S.(2017)：Randomized controlled trial to assess the effectiveness of a self-care program for pregnant women for relieving hiesho. *Journal of Alter-*

native and Complementary Medicine, 23（1）：53-59.

2) 中村幸代（2017）：妊婦のための冷えとりエクササイズ　妊娠中のエクササイズは冷え症改善に効果があるのでしょうか？（パンフレット）.

3) 中村幸代（2017）：冷え症とレッグウォーマー・ツボ押し　妊娠中のレッグウォーマーの着用とツボ押しは冷え症改善に効果があるのでしょうか？（パンフレット）.

---

column　日本冷え症看護/助産研究会の紹介

　筆者が代表を務める日本冷え症看護/助産研究会（Japan Hiesho Nursing/midwifery Society；JHS）は，2012年10月に発足した，日本初の冷え症に関する看護分野の研究会です。

　本書でも繰り返し述べてきたように，「冷え」はさまざまな病気を引き起こす原因になり，重要視すべき症状です。社会全般で問題視されてもいます。しかし，学術的側面から，研究として取り上げられることは少なく，科学的根拠（エビデンス）に乏しい状況です。つまり，発展途上の分野なのです。

　本研究会は，「冷え」を重大な症状（病状）である「冷え症」としてとらえ，現場で働く医療者，研究者など，さまざまな分野の方々の情報交換ならびに勉強の場となり，冷え症看護・助産研究の推進・向上を図りたいと考えています。

＜入会資格＞
冷え症看護・助産に関心をもつ医療者および学生，医療者以外の本研究会の目的に賛同する冷えに関する専門分野の方
＜入会手続き＞
研究会ホームページから可能
http://hiesho.kenkyuukai.jp
＜会費＞
入会費・年会費無料

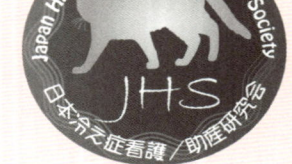

索 引
index

著者紹介

■中村幸代（なかむらさちよ）

2011 年　聖路加看護大学（現・聖路加国際大学）大学院看護学研究科博士後期課程修了
　　　　　慶應義塾大学看護医療学部講師などを経て
現　在　横浜市立大学医学部看護学科教授
　　　　　博士（看護学）

受賞歴

2012 年　第 6 回日本助産学会学術賞
　　　　　「妊婦の冷え症の特徴―ブラジル人妊婦の分析―」
2014 年　日本看護科学学会第 13 回学術論文優秀賞
　　　　　「妊婦の冷え症と微弱陣痛・遷延分娩との因果効果の推定―傾向スコアによる交絡因子の調整―」

妊産婦の冷え症研究公開サイト
http://plaza.umin.ac.jp/hiesho

日本冷え症看護/助産研究会
http://hiesho.kenkyuukai.jp

〈ウィメンズヘルスケア・サポートブック〉

根拠に基づく 冷え症ケア（こんきょ もと ひ しょう）

2019 年 2 月 20 日　第 1 版第 1 刷発行　　　　　　　　　　　　〈検印省略〉

著　者　中村幸代（なかむらさちよ）

発　行　**株式会社 日本看護協会出版会**
　　　　〒 150-0001 東京都渋谷区神宮前 5-8-2　日本看護協会ビル 4 階
　　　　〈注文・問合せ／書店窓口〉TEL / 0436-23-3271　FAX / 0436-23-3272
　　　　〈編集〉TEL / 03-5319-7171
　　　　http://www.jnapc.co.jp

装　丁　安孫子正浩

印　刷　三報社印刷株式会社